超ヨガ

龍村修

GENTOSHA
幻冬舎

JN298266

信じるな、疑うな、確かめよ！

それが超ヨガ。

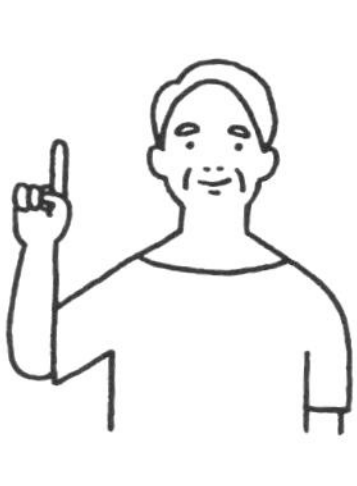

はじめに

「ヨガ」というと、何を思い浮かべるでしょうか。

最近では、スポーツクラブや、街のヨガスタジオなどで、気軽に取り組むことができるようになってきました。また、書店に行けば、ヨガの本やＤＶＤもたくさんあり、身近なものになってきたことでしょう。

「何となく、きれいになれそう」

「やせられそう」

といった美容のイメージを持って始められた方も多いかもしれません。

一方で、

「何だか難しいポーズをするもの」

「体が硬いとできないもの」

と思われている方もいるようです。

私は、四十年にわたり、日本全国はもちろん、海外でもヨガの指導に当たってきました。その経験からも、ヨガが、美や健康に大きな効果をもたらすことは実感しています。

しかし、その理由は決して「難しいポーズ」にあるのではありません。

多くの方は「ヨガ＝ポーズ」だと思われているようですね。私の教室でも、

「今日は、どんなポーズをするんですか？」

と質問されます。

しかし、ヨガで重要なことは、ポーズをとることではないのです。だから、体が硬いからといって、ヨガには向いていないということはありません。

私は常々、

「ヨガとは、体をテキストとして生命《イノチ》を学ぶもの」

だとお話ししています。

現在、主にスタジオなどで行われているヨガは、その多くがハタ・ヨーガというヨガの一流派の中にあるポーズを、スピードを遅くしたり、速めたり、暑いところで行ったりすることによって、効果を得ようとするものです。しかし、いくつポーズを覚えても、ヨガの根本が伴っていなければ、それはただのストレッチや体操と同じことです。確かに、血流が良くなるなどといった効果は得られるかもしれませんが、ヨガの本当の効果は、もっと深いところにあるのです。

この『超ヨガ』では、みなさんが「ヨガ」だと思い込んでいるものを超えて、本当のヨ

ガを知ってもらいたいと思います。

まずは、ヨガの真理に近づくための「超法則」をしっかり読んで下さい。

そして、**私が四十年間の経験を通して、**

「びっくりするほどすぐに効いた！」

「簡単にできた！」

と、みなさんに好評だった10のヨガをご紹介します。ヨガの本質を理解してから、これらのポーズをやってみると、きっと新しい発見があると思います。

スタジオヨガを超える

ヨガには大きく二つの柱があります。それは、
行法（法則を掴む行為。または法則に基づく行為）
哲学（感じ方、考え方を広め深めてとらわれをなくす）
というものです。私の師匠である沖正弘《おきまさひろ》師は、それぞれの柱には原則があると言っていました。それは、

行法＝「無理するな、無駄するな、続けよ」
哲学＝「信じるな、疑うな、確かめよ！」

というものでした。

みなさんがよくご存知のヨガのポーズというのは、このうちの「行法」です。ヨガに体操はありません。

しかし、さまざまなスタジオでヨガを経験してから、私の教室に辿り着いた方の中から、時折、不思議な言葉を聞きます。

「難しいポーズをやって腰を痛めた」

という方。

「ヨガのポーズをたくさん覚えています」

と自慢される方。

「きつくて続かなかった」

という方。

これらの話を聞くたびに、ヨガの行法の原則から大きく外れているなあ……と、感じます。

難しいポーズで腰を痛めたのは、無理をしたからです。ただたくさんポーズを覚えるというのは、無駄なことです。そして続かなかったというのです。それでは既にヨガではありません。

ただポーズをとるだけでは、それはもう行法ですらなく、ストレッチや体操といったものでしかないからです。

無理・無駄をしないために、ヨガでは「生命に聞け」と教えています。生命には形と心があり、形は「呼吸」に表れ、心は「気分」に表れるとしています。ポーズをする時を例にとれば、「快感・痛快感」の範囲で、「呼吸が楽になる」ように行えとしています。**苦痛に感じたり、息が苦しくなるのは、生命がそれをするな、やりすぎ、と言っているからです。**ただの「快感」「息が楽」だけでは、生命力は低下していきます。生命の声に耳を傾けながら、ちょうど良いのはどれくらいなのかを探して行う、その行為がヨガになるのです。

ヨガの起源は諸説ありますが、インダス文明に既に瞑想をしている神官の像があるので、紀元前一八〇〇年以前、とみることができます。しかし文献で確認できる最初期のヨガ実践者は、釈尊やジナとされています。彼らはヨガ（瞑想）の実践で悟りを開き、仏教やジャイナ教の開祖になったのです。つまりヨガの実践はさまざまな自然の真理・法則に気付かせ、人間の陥りやすい偏りやとらわれから解放し、悟り・解脱に導く修行法なのです。ここから外れた実践は、ヨガのポーズを真似た体操としかいえません。

たとえば、六十年、ラジオ体操をしていたとしても、それで人生を悟ることができるでしょうか。健康にはつながるかもしれませんが、ただ体を動かしているだけでは、悟りにはつながりません。しかし、そこに「行法・哲学」という二本の柱を立てることで、ラジオ体操であっても、ヨガになり、人生を悟ることへとつながっていくのです。

私は常々、

「ヨガを続けるということは、スタジオや道場に通い続けるということではない」

と言っています。なぜなら、ヨガとは何かということが分かれば、何もスタジオや道場に通わなくても、日常生活の中にいくらでもヨガを取り入れることができるからです。たとえば、朝起きて、掃除をする。台所で食事を作る。歩く。階段を上る。全ての動きはヨガになるのです。いわば、「生活ヨガ」というものです。

ヨガマットを持ちヨガウェアでわざわざ出かけなくてもいいのです。いつでもどこでも、スタジオを超えたところに、あなたのヨガがあるのです。

自分の壁を超える

では、もう一つの柱「哲学」とは、何でしょう。

それは、**体をテキストとして、生命を学ぶことに基本があります。**

沖正弘師は繰り返し、

「信じるな、疑うな、確かめよ」

と考えておられました。

「信じるな」と「疑うな」は、矛盾しているように聞こえるかもしれません。しかし、この二つには大きな共通点があります。

たとえば、

「このポーズは頭痛に効きますよ」

と人から言われたとします。

無条件にこれを信じてしまう人は、ただひたすらそのポーズをしてしまうでしょう。しかし、果たしてそれがどうして効いているのかは分かりません。だから、

「こんな症状にはどんなポーズが効きますか？　何回、何分間やったらいいですか？」

と何度も質問に来ます。そこには「言われたことは信じなければならない」「自分には何も分からない」という思い込みがあります。

一方、疑ってしまう人は、

「そんなポーズをするだけで効くくらいなら病院なんかいらないだろう」

と端《はな》からやろうともしません。そこには「言われたことは疑うもの」「自分は分かっている」という思い込みがあります。

でも、信じず、疑わず、確かめてみたらどうでしょう。

「なるほど、このポーズをすると、首の後ろが伸びて気持ちいい。血の巡りが変わって、頭痛が楽になるんだ」

と、気付くことができます。すると、どんな時にこのポーズをすればいいかを、自分で

見つけることができるのです。それは、自分で勝手に決めてしまっている壁を超えることにつながります。

このように実践を通じてさまざまな生命の法則に気付いて、自然生命についての理解を広め深めていき、とらわれを超えていくのがヨガの哲学です。

私たちは、この忙しい現代社会の中で自分の体を機械か何かのように勘違いしていることがあるようです。ちょっとでも思い通りに動かないと、それだけでイライラして、

「何とか早く治してくれ」

と、病院に駆け込んだり、薬を飲んだりする人もいることでしょう。ヨガにもそうした効果を求めて、「どのスイッチを押せばスッキリするのか」ということだけを問いかけてくる方がいます。

もちろん、ほんの数分、ポーズをしたり、手のひらを刺激するだけで驚くほど効くことがあります。しかし、それをスイッチだと勘違いしないで欲しいのです。

体というのは、一番身近な自然です。私たちはなぜ、息をして、心臓が動いているのか、その真実を知っているかと問われれば、分からないことの方が遥かに多いのです。

自分を生かしてくれている力に思いを馳せる。それこそが、ヨガの哲学です。

想像で限界を超える

ヨガには、行法と哲学という大きな二つの柱があるとお話ししました。

それと同時に、ポーズを行う際に決して忘れてはならないものがあります。それが、「三密」というものです。ヨガでは、心と体と呼吸の三つを合わせて「三密」と呼びます。この三つを一緒に動かすことで初めてヨガになるのです。

私の教室では、ある実験を行うことで、三密を実感してもらっています。

まず足を投げ出して座り、いつもと同じように前屈をしてもらいます。すると体が硬い人などは、なかなかつま先に手が届きません。

「もう限界です」

というところまで伸ばしてもらいます。

「では、深く呼吸をしながら、海の底にいるタコの姿を思い浮かべてみて下さい。そのまま上半身を、ふにゃふにゃと動くタコのように動かしてみましょう」

と言います。すると、生徒さんたちは目を閉じて深い呼吸をしながら、ふにゃふにゃと体を動かし始めます。はじめのうちは肩や腰に硬さがあってできなかった人たちが、そのうち柔らかくなってきます。

「ではそのまま、上半身を倒してみて下さい」

と言うと、つま先を摑めてしまうのです。体の硬かった生徒さんは、

「嘘でしょ」

なんて驚くことがあるのですが、正にそれが三密の力なのです。自分自身の思い込みで体にかけていたブロックが、心を解き放つことによってほぐれてくるのです。体だけではなく、心も軽くなってくるのです。

以前、チベット仏教の最高指導者であるダライ・ラマ法王にグループで訪問し質疑応答をしてもらう機会がありました。私はチベット仏教の思想などについて質問することができました。すると、そこに参列していた日本人の一人が、法王に問いかけたのです。

「法王は健康のために何をしていらっしゃいますか？」

という質問でした。私は法王はどんな風にお答えになるのか、じっと耳を傾けていました。すると法王は微笑《ほほえ》んで、

「私は健康のためにしていることは特にありません。しかし、私がしていることは或いは、健康に役立っているのかもしれません。それは、読経《どきょう》と、五体投地です」

とお答えになりました。

読経は心を込めて祈りながら、お経を読むことです。同時に、深い呼吸をしなければ、読み続けることはできません。そして五体投地は、正にヨガでも行う本来の「太陽礼拝のポーズ」と本質は同じで、全身を使います。そこにもまた、祈りの心が伴うのです。これは、まさに三密を体現されているということです。

心と体と呼吸を忘れずに取り組むことで、どんな動きもヨガになるのです。

これまでの呼吸を超える

私のヨガ教室では、常に呼吸をすることが大切だとお話ししています。しかし、一般に呼吸というと「酸素を吸って二酸化炭素を吐く」ということだと考えていらっしゃる方が多いようです。しかし、呼吸というのは、それだけではありません。

たとえば、とても緊張している時の自分を思い浮かべて下さい。その時、みなさんはどんな呼吸をしているでしょうか。短い呼吸をハッハッハッと繰り返しているのではないでしょうか。一方で、リラックスしている時はどうでしょう。ゆったりとハーッと深く呼吸しているでしょう。つまり、心の状態と呼吸は深く関わりあっているのです。

それだけに、呼吸をコントロールすることによって、心をコントロールすることもできるようになります。とても緊張している時に、一度、その心の緊張から離れて、深い呼吸をしてみて下さい。すると、次第に心が落ち着いてくるのです。逆に、気分を盛り上げたい時は、力強い呼吸にしてみるのです。気分が高揚してくるものです。

しかし、現代人の生活の中では、どうしても呼吸が浅く短い人が増えています。一日中、デスクの前に座って、首を縮め、胸を縮め、肩をいからせた姿勢でじっとしていれば、ど

うしても呼吸は浅くなってしまいます。また、私の教室に来たある生徒さんが言うには、

「都会の汚い空気を、思い切り吸う気持ちにはなれないんです」

ということでした。私は、

「そんな時は、**鼻孔に注意集中してその空気の中で一番きれいな空気だけをイメージして、自分の中に取り込めばいい**んですよ」

とアドバイスしています。人間の心は集中したものを引き寄せる力があるので、集中しイメージするだけでも、呼吸は深くなるのです。

また、呼吸というと「酸素を取り込む」ということだと考えて、息を吸うことばかりに意識を向けてしまう人がいます。しかし、本当は吐くことに注目して欲しいのです。

生まれたその時に、みなさんは産声を上げました。あれは、息を思い切り吐き出している声なのです。それによって初めて、外の空気を肺の中に吸い込んでいるのです。人間は、息を吐くことから、呼吸をスタートさせているんですね。

一方で、人が死ぬことを「息を引き取る」といいます。臨終に立ち会ったことがある方は分かるでしょうが、人は死ぬ時に、くっと息を吸い込んで命を終えます。息を吐く力がなくなった時、命は終わるのです。

深く息を吐くことができれば、自然に吸うことができるのです。ですから、私の教室ではまず「たくさん吐いて」「深く吐いて」それから「吸う」、ということを繰り返しアドバイスしているのです。この後の実践の中でも「吐く」ことを繰り返し書いてい

ます。すると「どこで吸ったらいいの？」と考える方もいるかもしれません。でも、実際にやって確かめてみて下さい。自然に息が深く吸えていることが分かるはずです。

人間は一生を通じて、呼吸をし続けています。その呼吸を見つめることは、あなたの人生を見つめることにつながり、その人の息の仕方は「生き（イキ）方」になっていくのです。

心の不安を超える

私のヨガ教室を訪れる人の中には、心の病気を抱えていらっしゃる方もいます。そうした方たちのお話を聞いていると、

「将来のことが見えなくて不安だ」

ということをおっしゃいます。

しかし、明日のことが分からないのは、昔も今も変わりません。農作業などで、

「明日は、種を蒔こう」

と決めていたのに、生憎《あいにく》の雨になってしまって、予定通りに作業ができなかった。しかしそれは、天気のせいですから、

「仕方ない。明日やるか」

と、諦めることができます。だからこそ、上手くいった時には「有り難い」と、心から言えるのです。

しかし、現代社会では、天気のせいで仕事が左右されることはあまりありません。「今月中に契約をとるはずだったのに、上手くいかなかった」「今日中に片付けるはずの書類が、途中の電話で中断されて片付かなかった」

そうすると、時には上司から叱責されたり、自分を責めたりして、心に深いダメージを受けてしまいます。しかし、自分ではない誰かと仕事をする以上、それは天気と同じこと。仕方のないことでもあるのです。でも「できて当たり前」という思い込みがあるばかりに、上手くいったとしても「有り難い」などと思うことはできず、いつまで経っても満足はできません。むしろ「次に上手くいかなかったらどうしよう」という不安につながるのです。

人間の体は機械ではありません。無理をすれば悲鳴を上げるのは当然のことです。

自然のリズムと共に生きていた昔の人のように生きることが、現代人にとって難しいのは事実です。しかし、時には自然のリズムに触れることが、心を健康に保つ秘訣です。

では、自然のリズムを感じるにはどうすればいいのでしょう。簡単なのは、一番身近な自然である、自分の体を感じ知ることです。

不安の正体は、思い通りにいかないこと。そして生命の働きについて、よく知らないことにあります。それらを解消するための一つの方法として、まずはヨガを通じて自分の体や生命の働きについて、感じ考える時間を持ってみて下さい。すると、想像している以上に、体は分からないことに満ちていると感じることでしょう。一番身近な自分の体という自然に触れて、感じ知ろうとする。それさえ思うままにならないことを知ることで、昔の人と同じく、日々を送る「有り難さ」が分かると、当たり前の日常と、それにまつわる不安は、ふっと軽くなるでしょう。

西洋医学を超える

西洋医学では、さまざまな体の症状について、細かい数値やデータで分かったような気になっています。しかし、**西洋医学の歴史はヨガに比べればまだまだ浅く、「分かったような気になっている」情報も数多くあります。**

たとえば、不眠症。「夜、眠れない」という状態を治すために、睡眠薬を飲むのが、現代の多くの人が考える対処法でしょう。

しかし、子どもの時を思い浮かべて下さい。存分に体を使って疲れれば、夜は布団に入るなり眠っていたのではないでしょうか。人間は本来、心も体もまんべんなく使えば、自然と眠りに落ちて、疲労がとれるようにできているのです。

「夜、眠れない」のは、昼にデスクワークで運動不足だったり、悩み事にとらわれていたりと、心身のバランスが悪いことによって起きているのです。

これは薬など飲まなくても、ヨガで解決することができるのです。

日中に精一杯、心と体をバランスよく使えば、交感神経が刺激されます。すると夜には副交感神経にスムーズに切り替わり、リラックスして眠ることができるのです。

他にもたとえば、お腹が痛くなって下痢をしたとしましょう。

みなさんは、「じゃあ、下痢止めを飲めばいい」と考えるかもしれません。しかし、下痢というのは、体が「取り入れたら毒になる」と感じ、早く出そうとすることで起きるのです。よく嚙まなかったり、量が多すぎたり、ストレスによる緊張だったり……と、さまざまな原因がありますが、いずれにせよ体が「出そう」としているメッセージ。もちろん、薬が必要な場合もありますが、無理に薬で止めるのは、かえってお腹の中に毒を抱えることもあります。

日ごろからヨガで生命と向き合うようになれば、間違った解釈をすることはなくなります。

自分の体の常識を超える

この本では、体の十の部位別に、さまざまなポーズをご紹介しています。これらは全て、私の四十年余に及ぶ指導者としての経験を通じて、

「すぐ効いてびっくりした」

「簡単だった」

といいう声の多かったものです。そしてその中には、みなさんが今まで触れてきた難しいポーズのヨガとは違うものもたくさんあると思います。


ここで私が伝えたいのは、みなさんの体の常識を超えることなのです。

西洋医学の世界では、体は部位別に診察することが多いと思います。たとえば、肌荒れであれば皮膚科に行くでしょう。血圧が高ければ循環器内科に行くでしょう。しかし、ヨガの世界では、体は部位別にはなっていません。

指を回して整えたら、血圧が下がったということもあります。足をしっかりと踏みしめる四股《しこ》のポーズをしたら、首や肩の凝りがとれたということもあります。舌を動かしたら、顔のむくみがとれたということもあります。体を部位ごとに見ていたら分からなかったたくさんの発見があるのです。


ある日、沖正弘師の指導の下で、カエルのように跳ねるという行法を行っていた時のことです。一人の生徒が腰を痛めていたのを隠し、庇《かば》うように跳ねていました。沖先生は、

「こっちへ来なさい」

と言うと、いきなりその生徒の耳を引っ張ったのです。生徒は「イタタタ」と言いながら、何をされているのかよく分からない様子でした。しかし、次の瞬間、

「あ、腰が立ちます」

とこれまで庇うようにしていた腰が、スッキリと伸びていることがありました。

もちろん、誰もが耳を引っ張れば治るというものでもないでしょう。しかし、その人の場合は、沖先生が見立てた通り、耳を引っ張ることによって治ったのです。

ヨガでは、「部分即全体」「全体即部分」という言葉を使います。一つ一つの細胞に核がありそのＤＮＡが全身の情報を持っているように、私たちの体の部位には部位ごとに全身に関連部位があるという考え方です。

この本のポーズを通して、みなさんにもそうした全身のつながりを実感して欲しいのです。自分の体の弱点や、クセは何なのか。

「私は右側が振り向きにくい」とか、「私は左の腕が上がりにくい」などといった小さな気付きをたくさん体験してみて下さい。すると、いつも感じていた小さな違和感や不調は、どのポーズを取り入れれば解消するかが分かってきます。

「本当に効くの？」

と疑問に思うかもしれません。**でもまずは、「信じるな、疑うな、確かめよ」**です。

確かめて知ったことは、全てあなたのものになり、あなたのヨガを作り、あなたの生命を知ることにつながるのです。

超ヨガ　目次

超指ヨガ

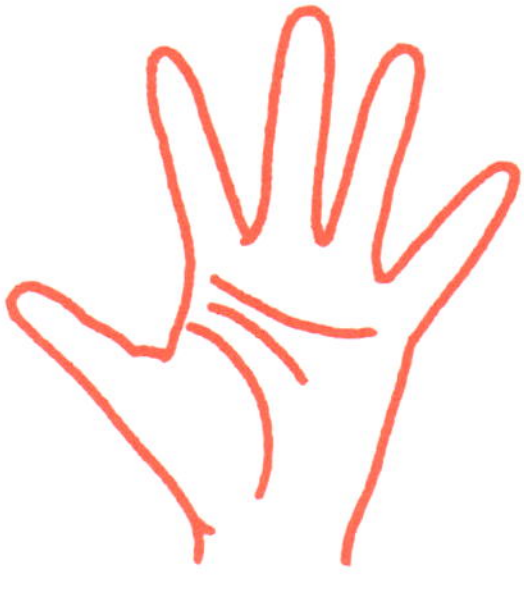

超 中指をさするだけで背骨がシャキッと整う！

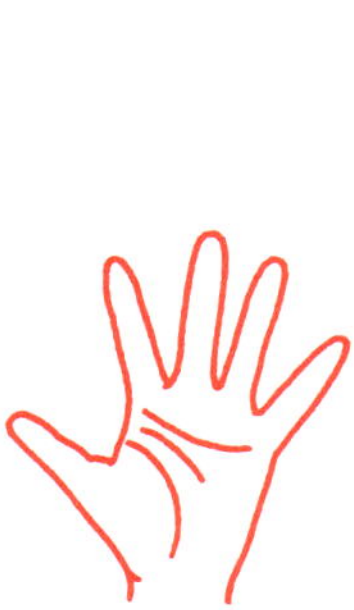

これからご紹介する「指ヨガ」では、主に指と手を動かして全身を整えていきます。

「それで本当に効くの？」

と思われる方もいるかもしれません。しかしご安心を。これは、全国各地の講座で既に実証済みです。

このヨガの最大の特徴は、スペースがいらず、体が硬くても手軽にできて、簡単だということ。正に「続かない」という理由の全てを解決するヨガなのです。

足ツボマッサージや、鍼灸《しんきゅう》院などで、手や足の図が飾られているのを見たことがありませんか？　このヨガでは、手の関連部位を使って全身をほぐしていくのです。

以前、沖正弘師は、

「手は露出した脳である」

と言われていました。脳は、全身の司令塔ですよね。手はその関連部位……ということは、手には全身の関連部位が詰まっているのです。だから、手をほぐしたり、指を回すことによって、脳をほぐすと同時に全身をほぐすこともできるのです。たとえば首、肩の凝りや腰痛といった不調の他に、内臓や自律神経を整える上でも、指ヨガはさまざまな効果を発揮しています。

たとえば朝、目覚めが悪いという人や、低血圧に悩む人は、ベッドの中で一度、ゆっくりと息を吐きながら中指をほぐし、伸ばし、反らしてみてください。体がじんわりと目覚めて、朝の動きがスムーズになるでしょう。また、オフィスでストレスがかかった時にも、手のひらをほぐしたり、指を回すことで、脳をリラックスさせることができます。

もちろん、指や手のひらに硬い部分があったからといって、すぐにその部位が病気であるということではありません。

「私は胃の部分が硬いのですが、胃癌でしょうか」

なんて質問をされた生徒さんもいます。よくよく話を聞いてみると、

「ここ数日、宴会続きで……」

とのこと。内臓の疲れも、手のひらに現れることがあるので、よくほぐしてみるといいですね。

日常の中に自然に取り入れることができるのが、指ヨガの良さなのです。


毎日取り入れると内臓の働きや自律神経も整う！

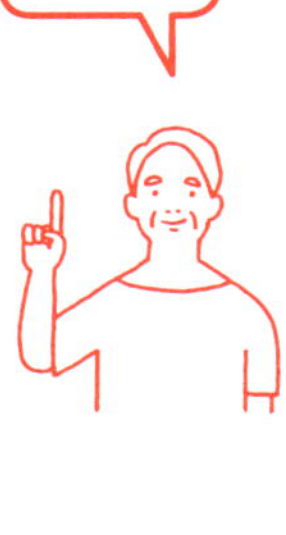

超指ヨガ

確かめよ！

手の中には、全身の関連部位が詰まっています。中指は背骨の反射区。背骨を整えることは、姿勢や自律神経を整えることにつながります。指から全身にアプローチして、体の常識を超えてみましょう。

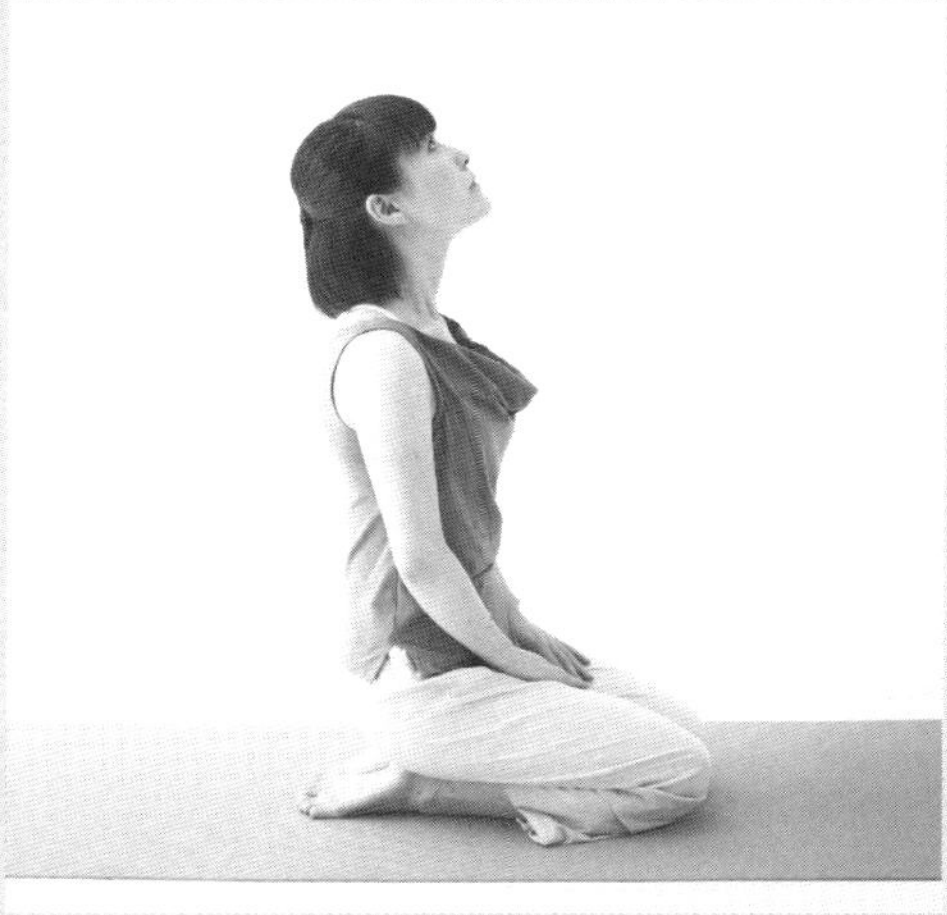

1

ふだんの姿勢のままで上を向く。天井のどこまで見ることができるか、ライトや天井の模様などを見て、自分の中で覚える。また、同じように、左右にも首を巡らせて、どこまで見えているかチェック。

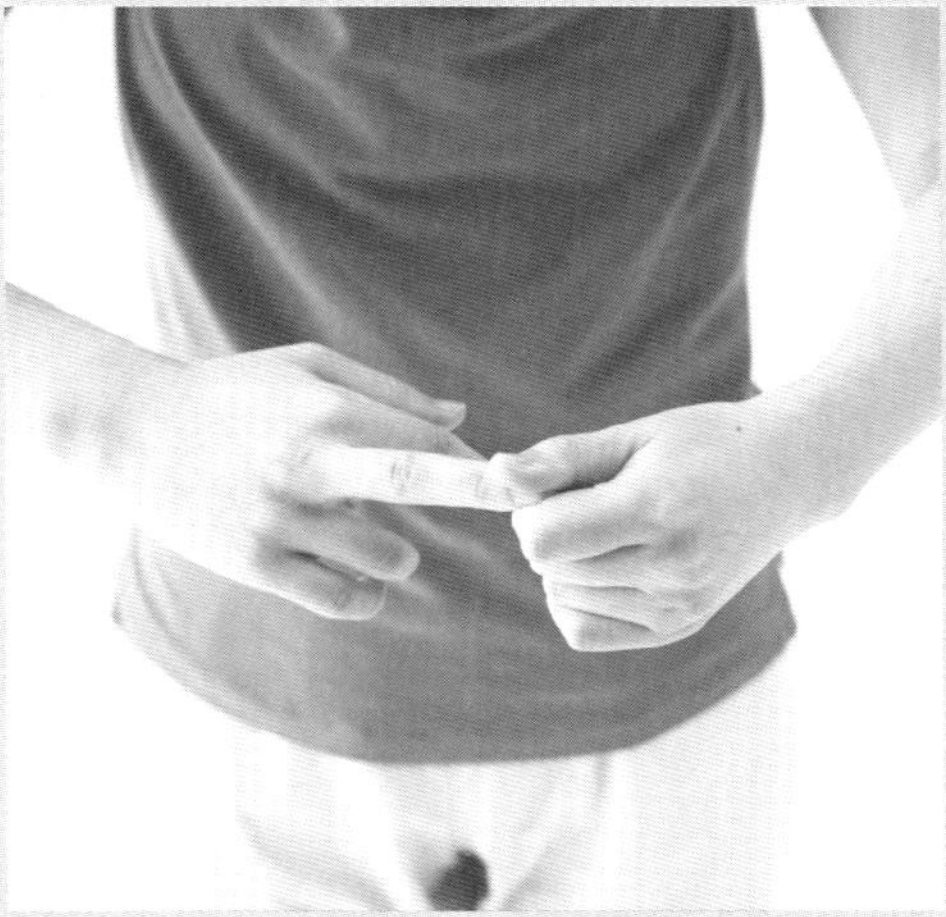

2

中指の爪の両側をつまんで、左右にグリグリと回す。関節周辺の凝りをほぐしながら、ふーっと息を吐く。

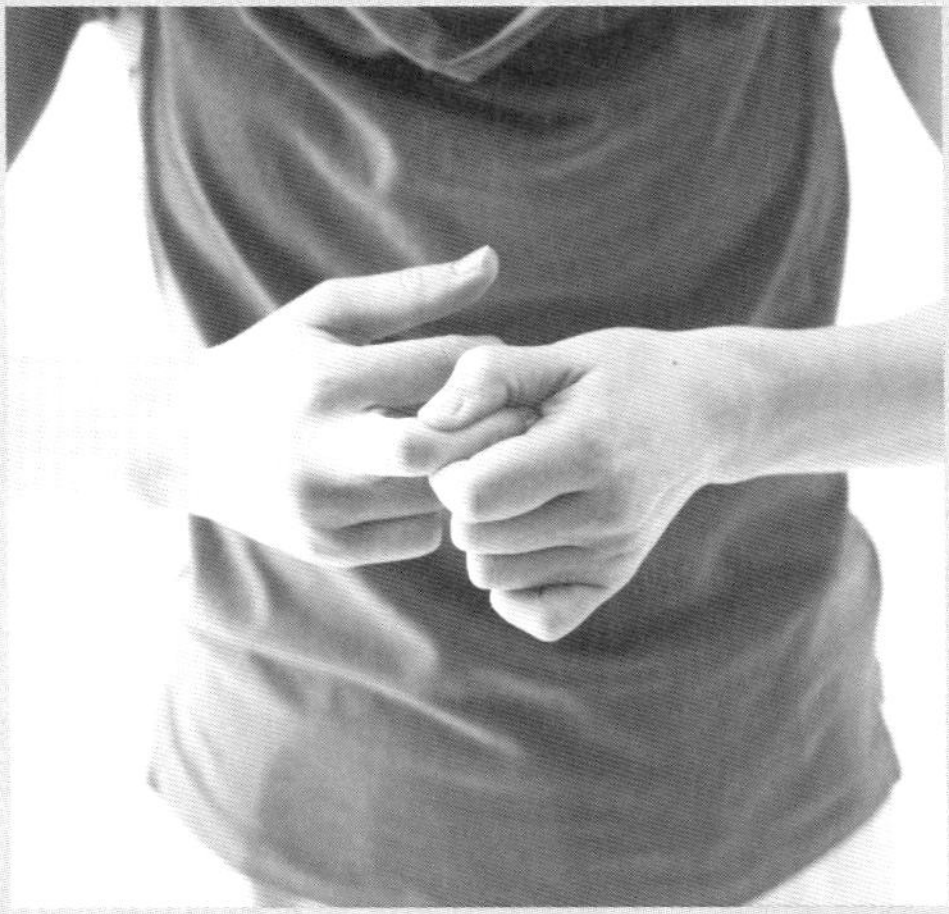

3

同じように、第二関節近くをつまんで同様に回す、付け根も息を吐きながら回してほぐす。

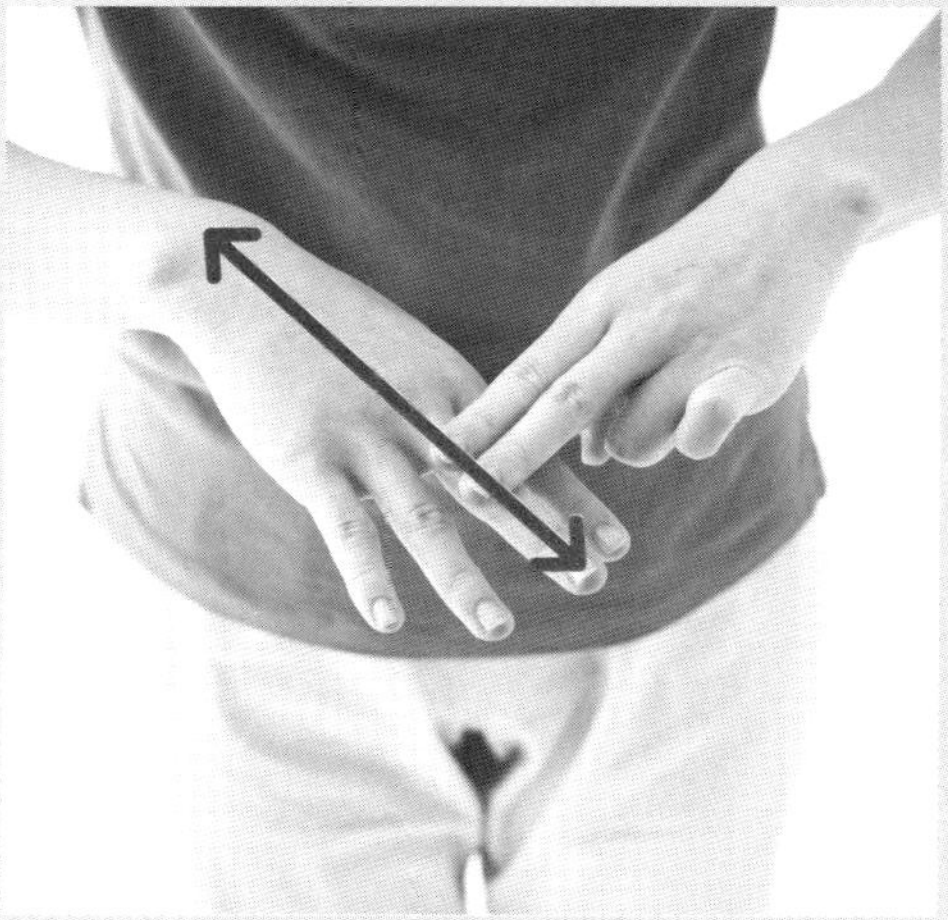

4

指先から手の甲までこする。

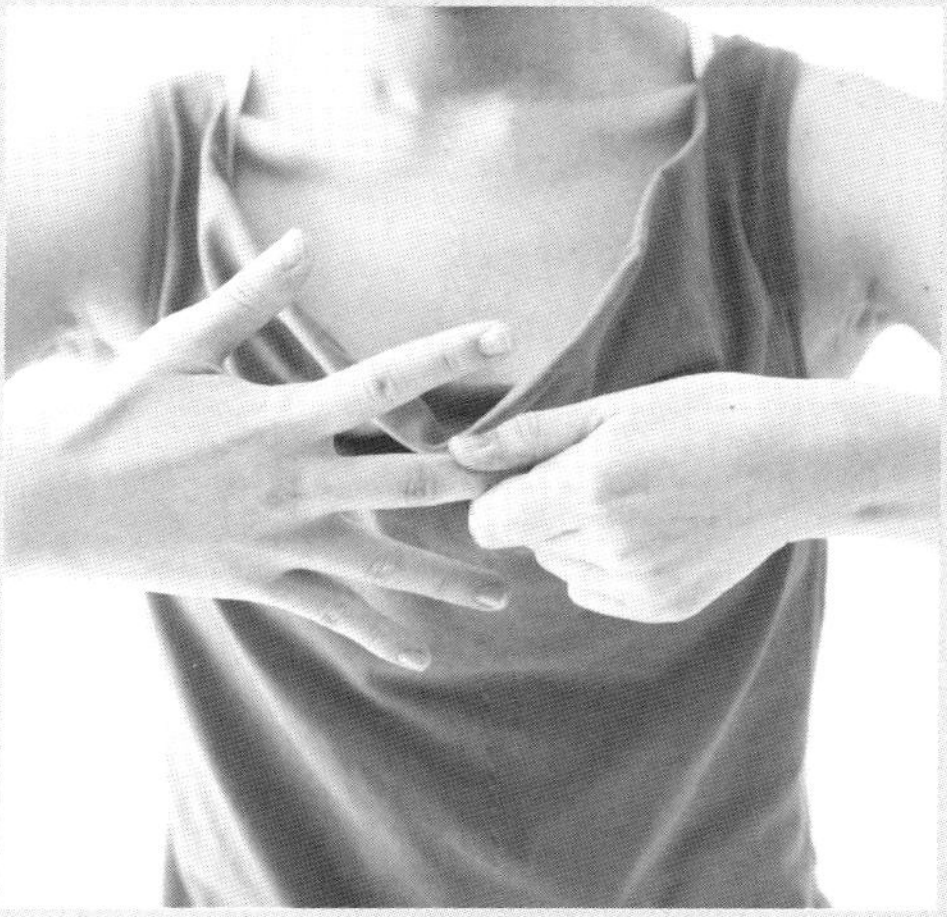

5

指先を摑んで引っ張り、離す。

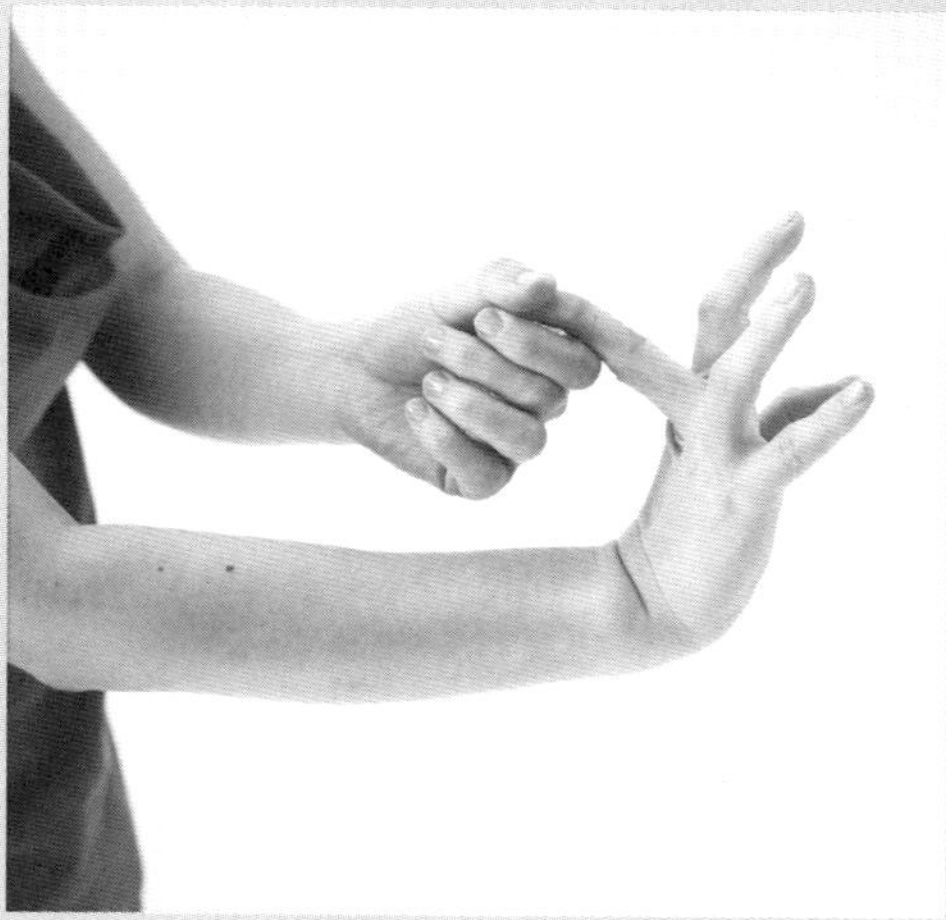

6

手のひらを正面に向けてグーッと中指を反らす。終わったら、反対側の手も同様に**2**～**6**を行う。

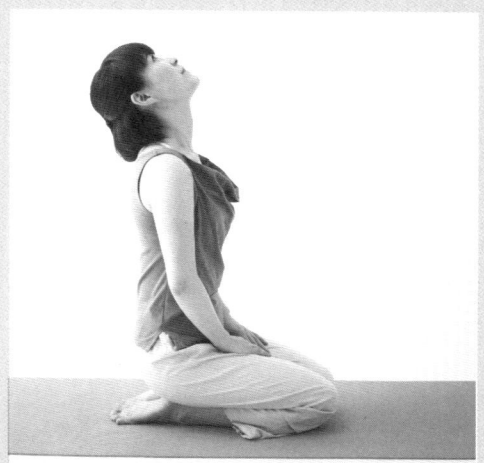

7

もう一度、**1**と同じように天井を見上げる。左右も同じように確かめる。

手と関連部位

「指ヨガ」は東洋医療法の一つである韓国の「高麗《こうらい》手指《しゅし》鍼《しん》」を基にして、東洋のさまざまな身体観を合わせ、私が考え出した方法です。手には、まるで、両手両足を広げた人の形のように、全身の関連部位が広がっています。

28〜33ページで紹介したヨガでは、中指を重点的にほぐしていきます。図で見ると背骨から首にかけての関連部位となっています。

それをしっかりとほぐして伸ばすことによって、背中から首

［左手の甲と関連部位］

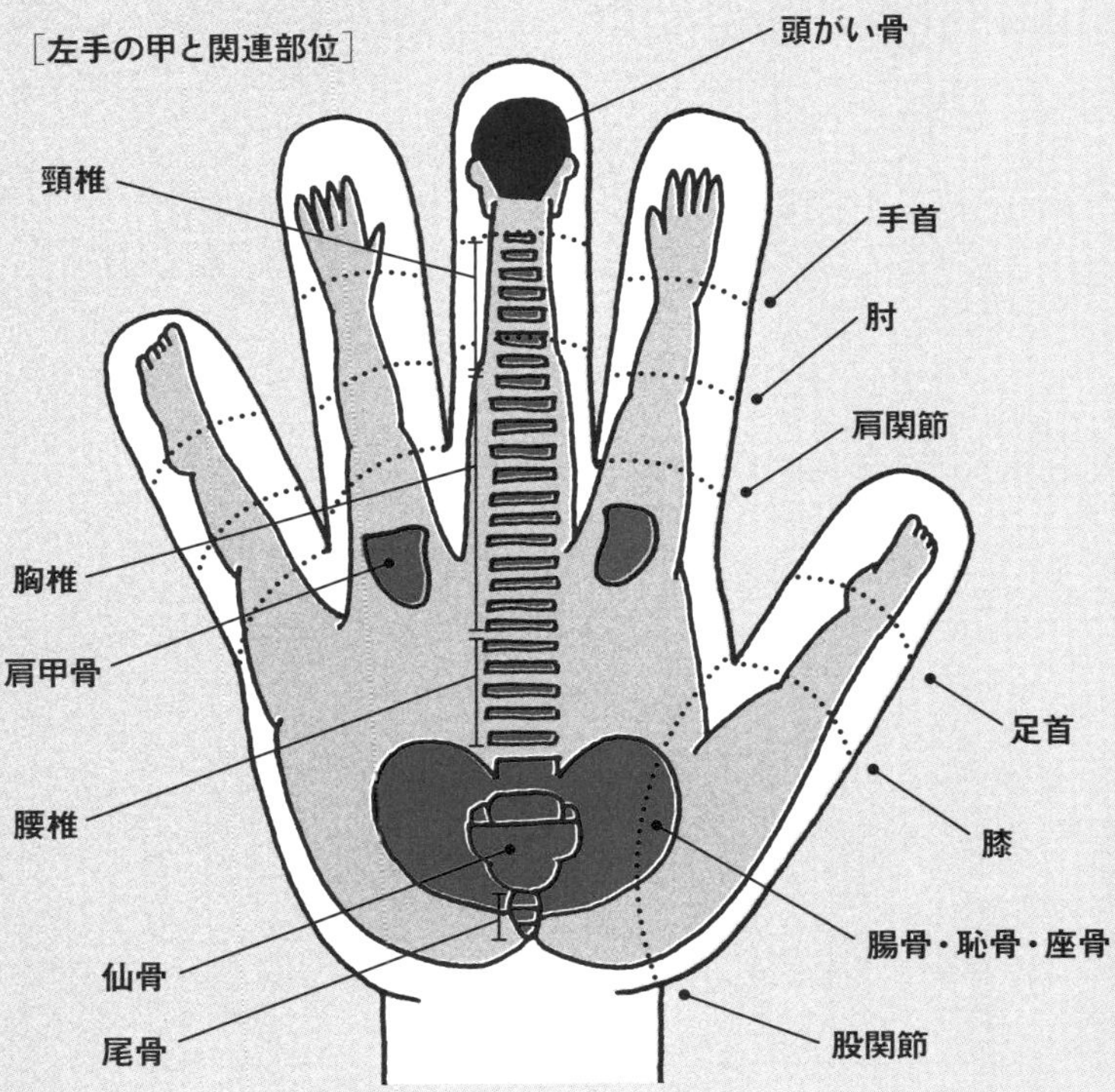

にかけての凝りがなくなり、体の動きがスムーズになります。また、背骨から全身につながる神経も整えることができるのです。

関連部位を見ながら、自分が不調に感じている部分を刺激してみてください。

たとえば便秘なら手のひらの中央より下部を押圧《おうあつ》して痛いところを多めに揉みます。柔らかくなるまでほぐすと、ふっと体も楽になってくることが分かります。

「何となく調子が悪い」という時には、まんべんなく手をほぐしてみて下さい。

手の柔らかさは健康のバロメーターです。

［左手のひらと関連部位］

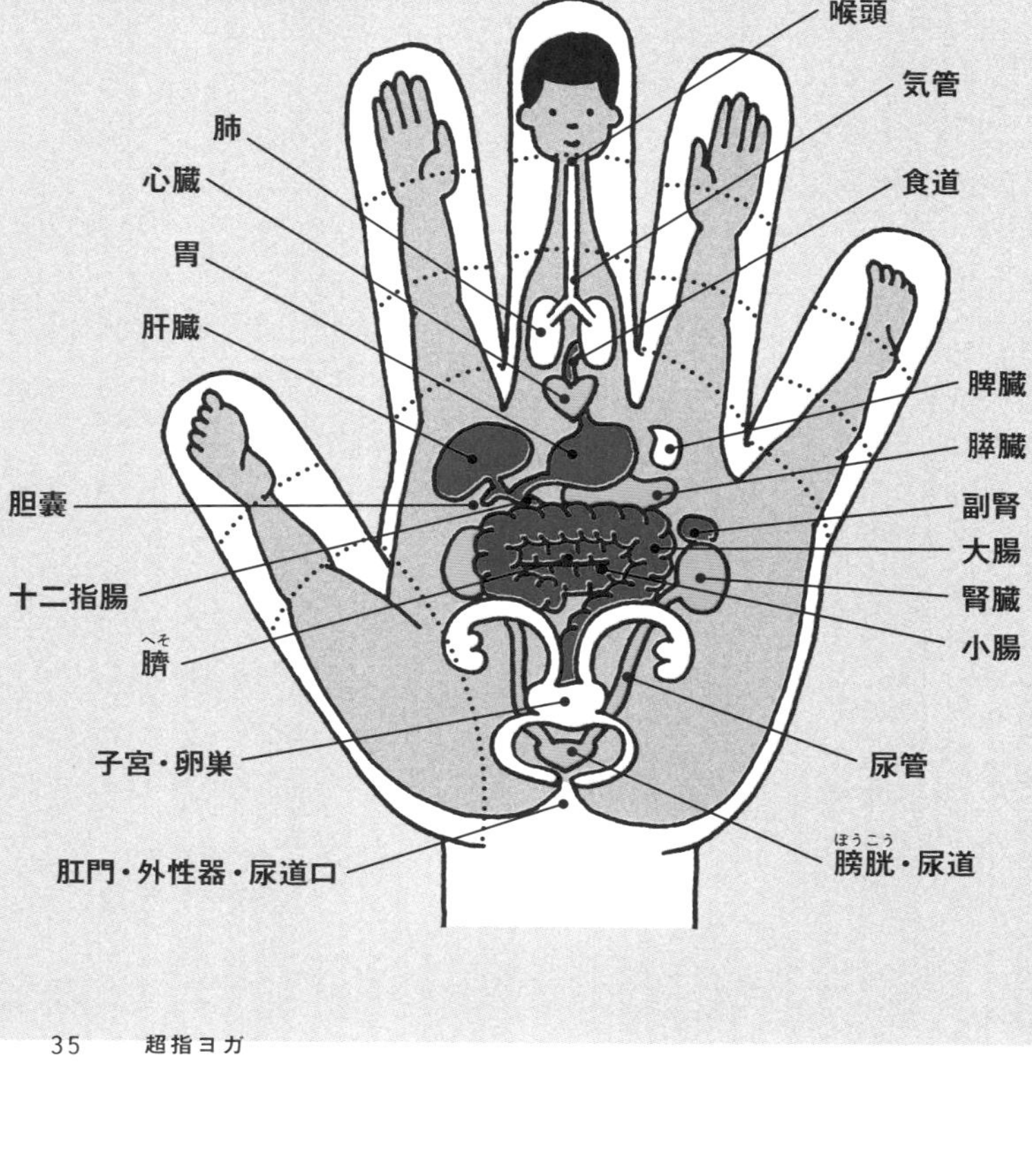

コラム

高血圧を正常値に戻す

以前、私の教室にやってきた生徒さんの中に、高血圧の方がいらっしゃいました。彼は数年にわたり高血圧の薬を飲み、病院に通っているということでした。私の教室にいらっしゃる前に測った数値もやはり高く、もう一生、薬と付き合っていくしかないな、と思っていたそうです。

そんな時、私の指ヨガ講座を受け、中指が背骨に関連していることを知ったとのこと。それが自律神経を整え、血圧を整えると知ってからは、仕事の合間やひまな時間に中指をマッサージしたり、ほぐしたり、回したりしていました。

「これで効いたら楽なもんだな」

と思いながらも、簡単なので続けられたそうです。そして、再び病院に行って血圧を測ってみると、何と正常値に戻っていました。現在では薬を止めているそうですが、血圧は安定しているとのことでした。

中指は背骨の関連部位です。背骨は自律神経と関連が強いので、背骨を整えるだけで、血圧を整えることにつながるのです。高齢の方では、直接背骨を整えることは難しいかもしれません。しかし、中指だけならば十分にできるはずです。

逆に、低血圧で朝起きるのが難しいという方にもオススメです。この超指ヨガは、血圧を整える効果があるので、低い人は高く、高い人は低く、正常値に戻すことができるのです。朝、目が覚めたらベッドの中でやってみて下さい。続けるうちに、シャキッと朝、目が覚めるようになるはずです。

超足ヨガ

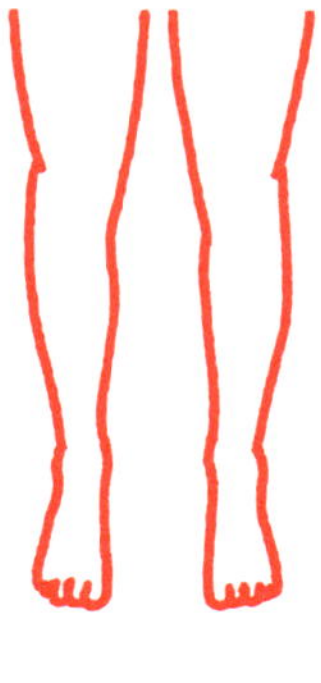

超

四股を踏んだら首の動きがスムーズになる！

あなたは、日常生活の中でどれくらい足を使っているでしょうか。

最近では、一日中、デスクに座りっぱなしでパソコンとにらめっこという人も増えているようです。私の講座の生徒さんにも、そういう方はたくさんいらっしゃいます。

「首や肩が凝っていて困る」

「何だか、頭がボーッとする」

といった悩みを話されます。実際に触ってみても、肩や首がガチガチに固まって、ちっとも力が抜けないのです。

そうした不調の原因は、全身の使い方が著しく偏っていることにあります。頭を使っているけれど、下半身は全く使われていない。本来、全身を巡るべきエネルギーが上半身の一部分に滞っているということなのです。

そんな時、オススメなのが「四股踏み」です。お相撲さんがやっているように、足を大きく上げて、強く息を吐きながら、ドスンと踏み下ろす。

「四股ってヨガなの？」

と思われるかもしれません。

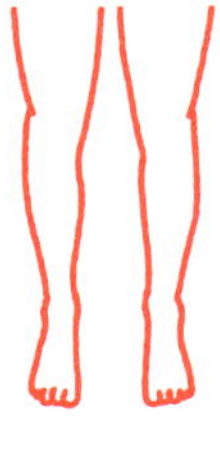

もちろん、お相撲さんがやる四股は、片足を高く上げて、大きく踏み下ろすもので、それに比べると、簡単です。呼吸と動きと心を合わせて行い、結果的に調子が良くなれば、どんな動きもヨガなのです。

なぜ、お相撲さんは四股を踏むのでしょう。それは、四股には筋トレにはない「丹田《たんでん》」を鍛える効果があるからです。詳しくは、44ページのイラストをごらん下さい。

この丹田を鍛えることによって、体だけではなく、心もまた鍛えられます。

よく、大切な発表や仕事の前に「緊張して、上がってしまう」ということがありますよね。あれは、ヨガでいう「気」が上がってしまっている状態だと考えられています。

ヨガでは、血や水と同じように「気」が体の中を巡っていると考えられています。この「気」とは、体の中を流れるエネルギーと考えていただいたらいいでしょうか。健康な状態であれば、血や水と同じように、気も全身をくまなく巡っていると考えられています。

しかし、頭ばかりを使うデスクワークの場合、「気」が全身を巡らずに上がってしまい、首や肩が凝る、背中が張るといった体の変化だけではなく、心もまた落ち着きません。

四股踏みでは、下半身にギュッと力を込めることができます。だからこそ、気を下げることができるのです。

緊張がほぐれてストレスも解消！

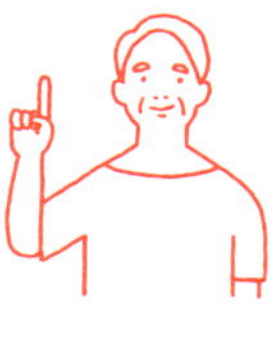

超足ヨガ

四股踏み

確かめよ!

頭ばかりを使いがちな現代人の生活習慣では、首、肩が凝りがち。四股を踏んで、下半身に力を入れると、首や肩の力がストンと抜けるのが分かるはず。日頃のストレスを超えてみましょう。

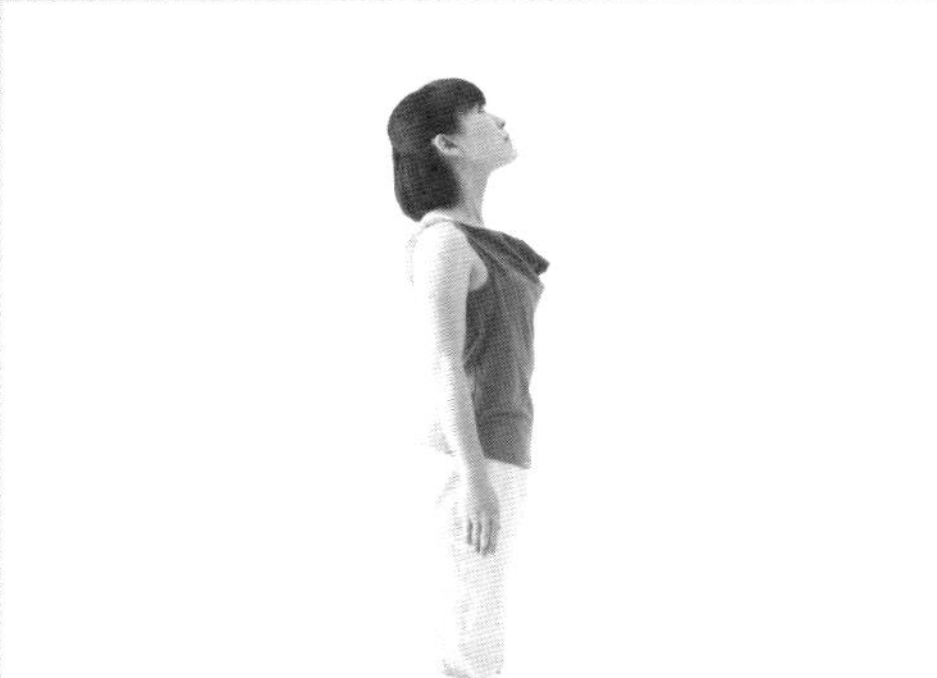

1

上を向いて天井のどこまで見えるかチェック。それから、下、左、右もどこまで見えるか試してみる。

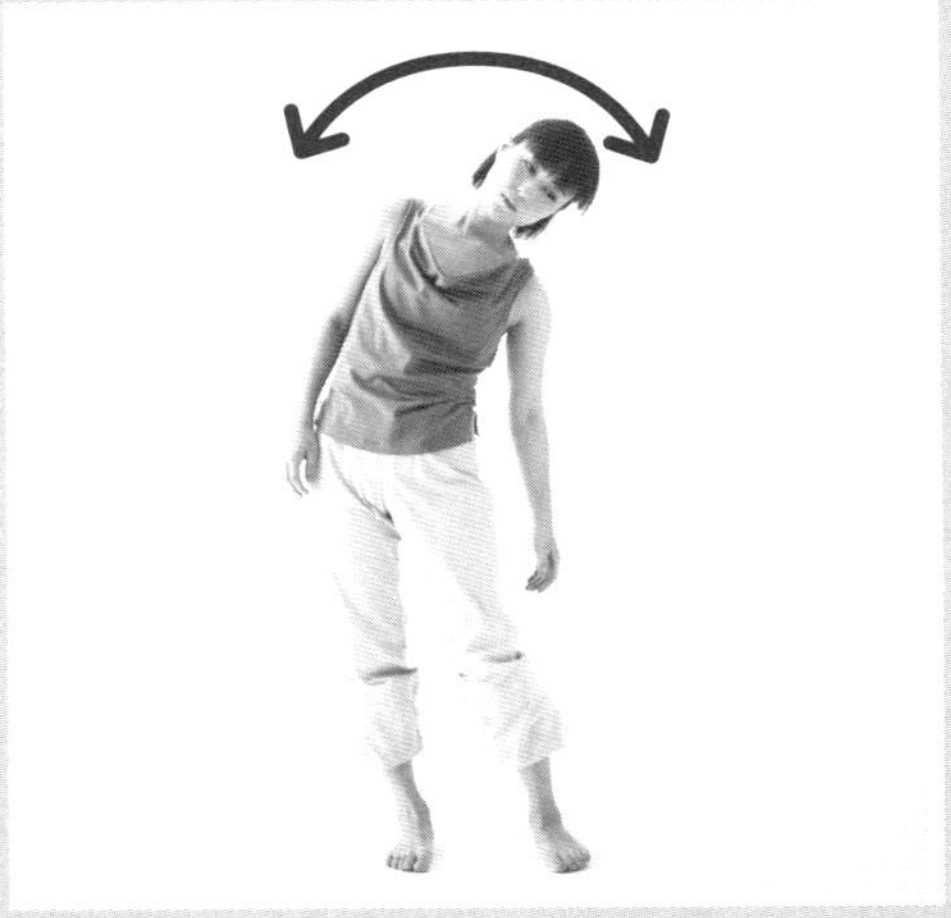

2

息を吐きながら、上半身をゆらゆらと揺らして緊張をほぐす。

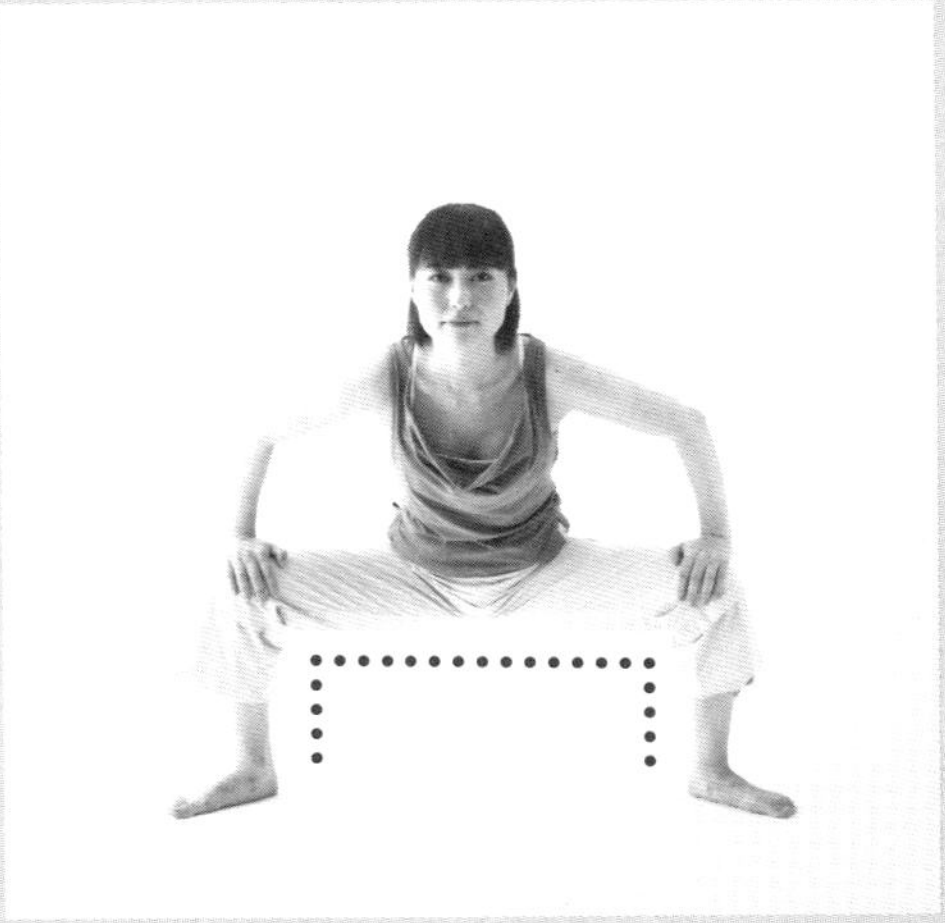

3

両足を広げ、手を膝の上に置く。両腿の下が地面と平行になるか、両足がM字形になるまで腰を下げる。

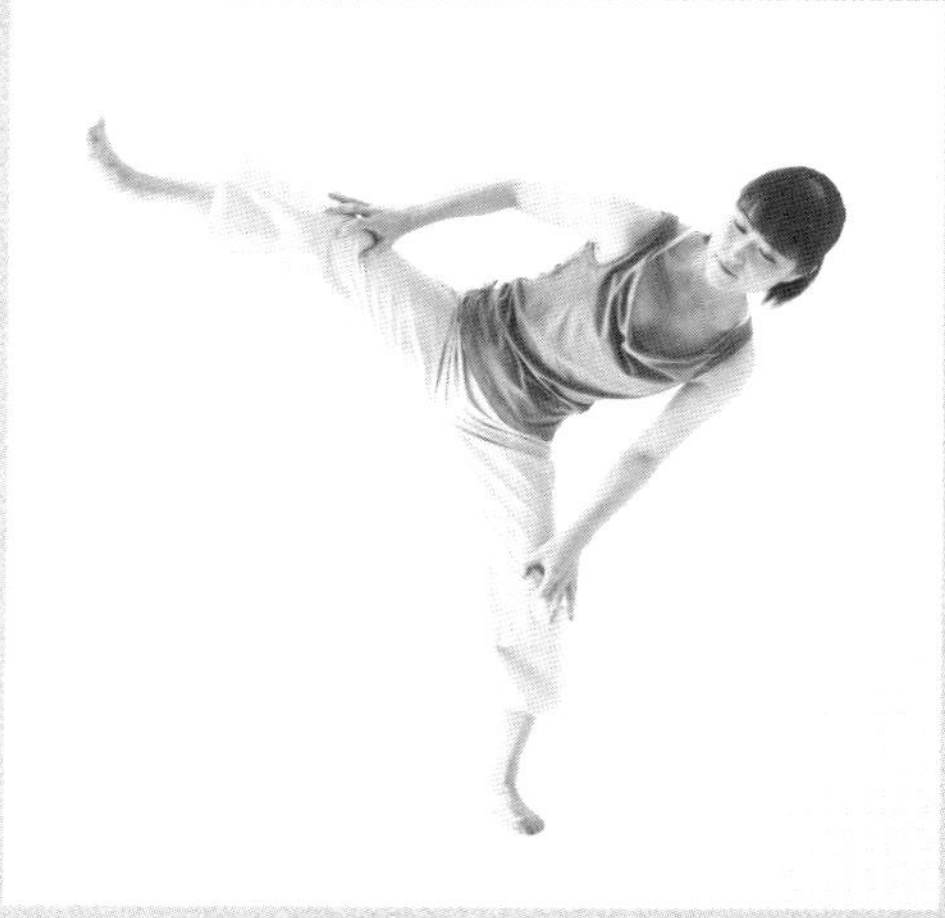

4

そのまま大きく片足を上げて、「ヨイショ！」というかけ声と共に、強く息を吐き、足を床に踏み下ろす。

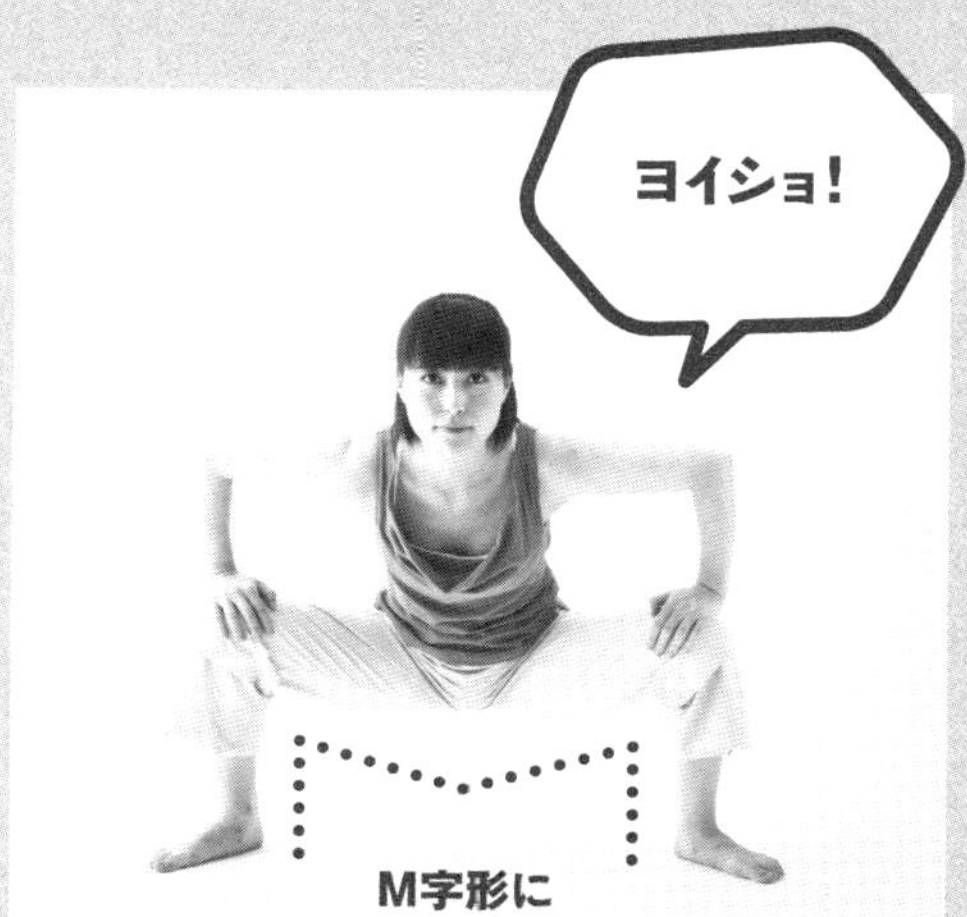

5

背筋をしっかりと伸ばしたままで腰を真っ直ぐに下ろす。反対側の足を上げて、同じように「ヨイショ！」と、声をかけながら、息を吐ききる。左右それぞれ五回行う。

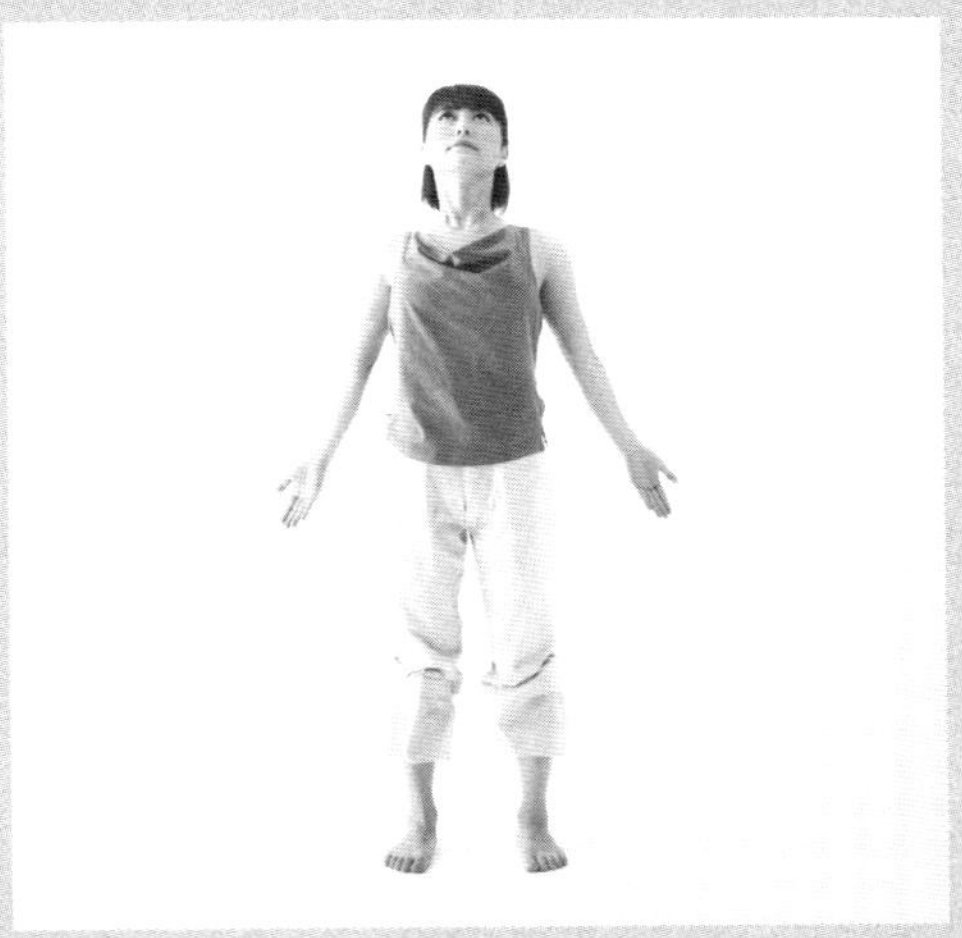

6

終わったら、そのままスッと立ち上がり深呼吸する。

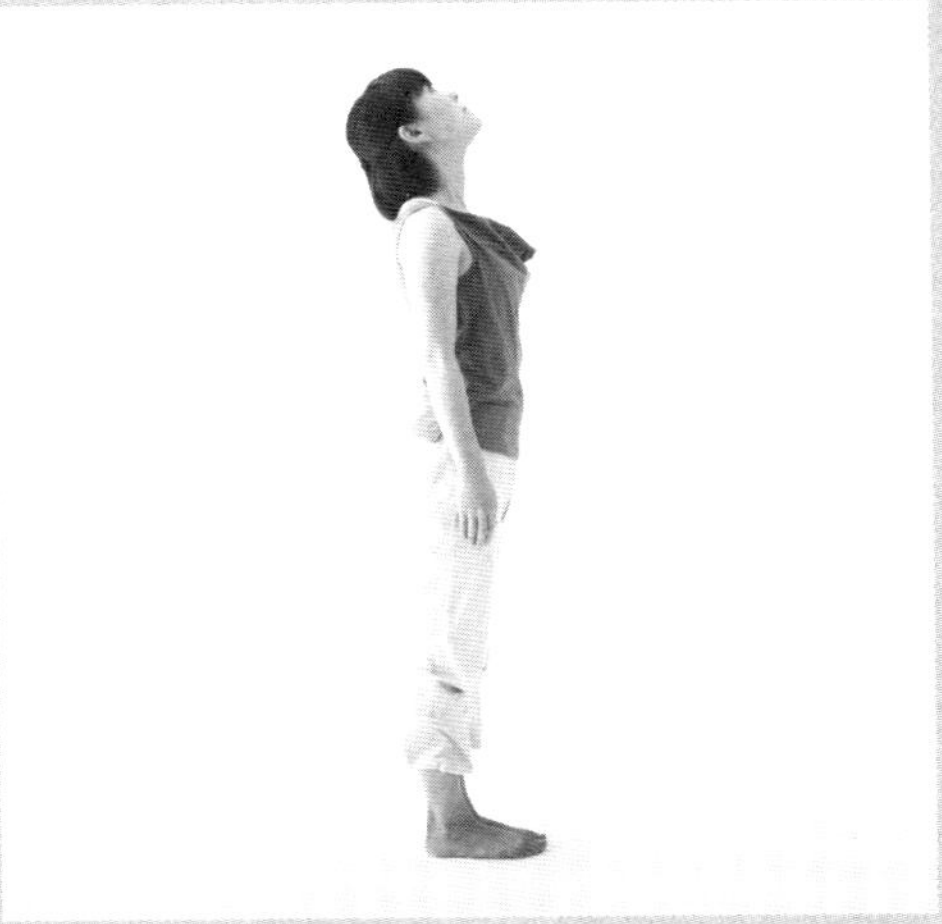

7

元の場所に戻って、再び首を上・下・左・右と動かし、見え方の変化をチェックする。

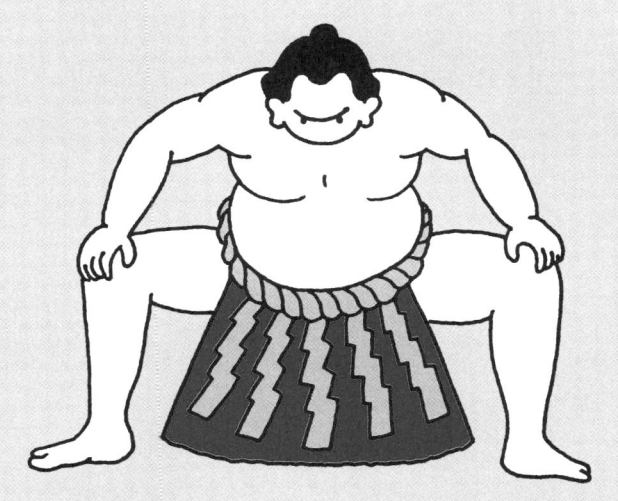

四股を踏む動きでは、しっかりと腰を落とした時に、丹田に力を入れなければ体が安定しない。

「丹田」はどこにある?

「丹田」とは、東洋伝統の医学や訓練法で発見された、生理的バランス維持の中心点です。お臍から指三本ほど下の奥にあり、二本足で立つ人間にとって、体のど真ん中、重心を置くポイントになっています。中国の言葉で「丹」とは生命力や不老長寿の薬のこと。「田」はそれを増やし貯める場であると考えられ、ここに気を集めることが、生命力の強化や不老長寿につながると考えられているのです。

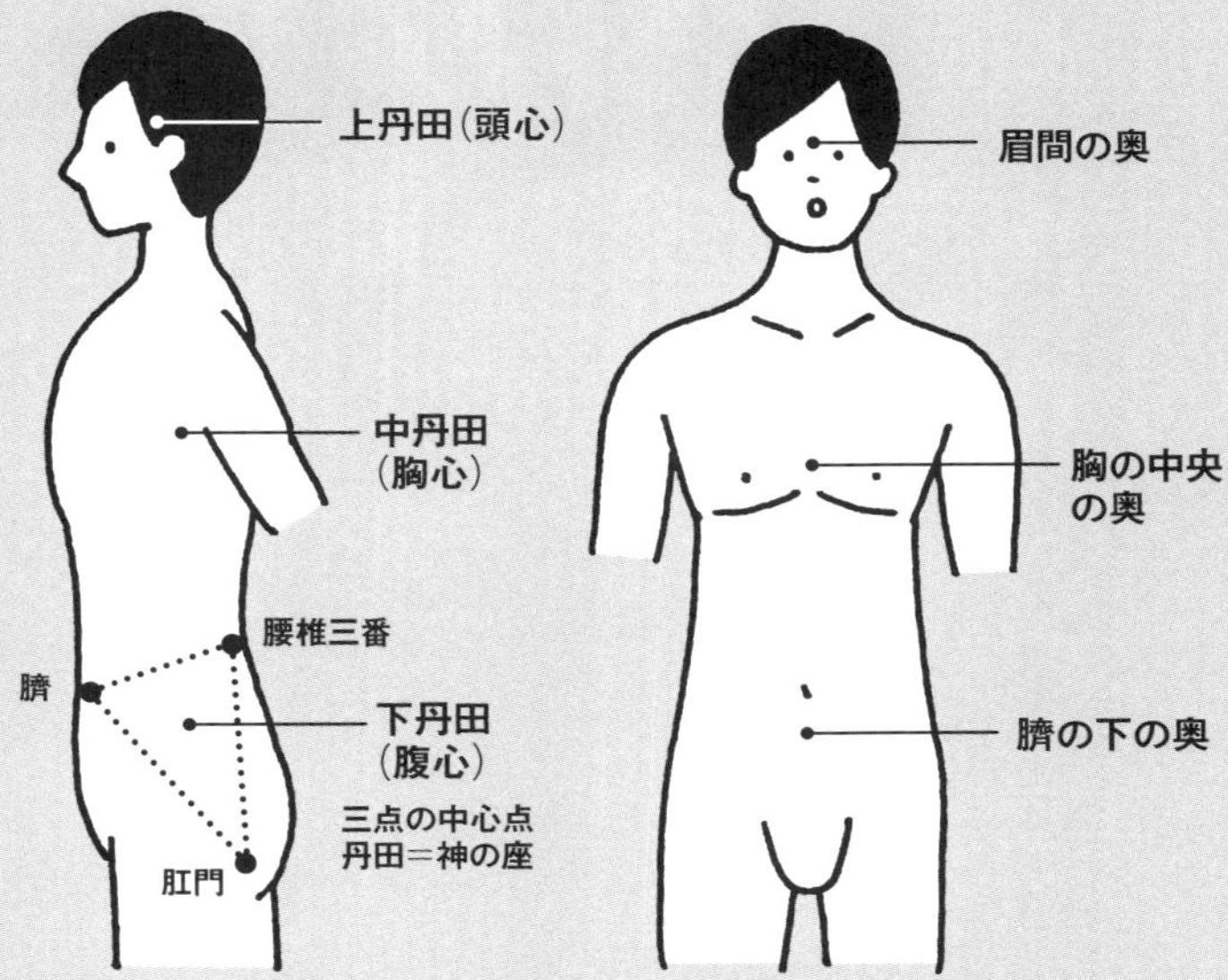

四股を踏む動きでは、しっかりと腰を落とした時に、丹田に力を入れなければ体が安定しません。つまり、四股を踏む動きによって、丹田が鍛えられるのです。

現代人のように、首や肩に力が入っていると、丹田の力はすっかり抜けてしまいます。四股を踏みながら、自分の丹田に力を入れる感覚を掴んでみて下さい。

緊張した時や、イライラした時、自分で丹田の部分に手を当てて、そこに意識を集中するだけでも丹田に力が入り、心が落ち着くことがありますよ。

コラム

ぎっくり腰を治す

私の講座にいらしていた一人の生徒さんが、ある時、

「ありがとうございました、おかげさまで人助けができました」

と、話しかけてこられたことがありました。

何でも、その方の職場で、同僚の方が椅子から立ち上がった瞬間にぎっくり腰になってしまい、そのままの状態で動けなくなってしまったそうです。動かそうにも痛がるので、病院に連れていくこともできず、ようやく元の椅子に座らせることができたそうですが、

「これじゃあ、帰ることもできない」

と、困惑していたそうです。

「腰を押した方がいいのか？」

「いや、余計に痛くなったらどうする？」

と、みなで話し合いながらも、結論が出ません。

そこでその生徒さんは、私の講座で習った指ヨガのことを思い出し、あの図（34ページ）を頭の中に思い描いたそうです。同僚の方の手を取って、腰の関連部位にあたる手の甲の、中指の骨の根元のあたりを手探りで押し、ほぐしてみたそうです。

すると、そのあたりにあったしこりがほぐれてくると同時に、

「あれ、少し楽になってきた」

と、言って、ゆっくりと立ち上がれたのです。そして無事に帰ることができたそうです。

「素人の私にもできました」

と嬉しい声を聞かせてくれました。

自分で腰を痛めた時にも、腰をマッサージすることはできませんが、手の甲をマッサージすることは簡単です。ぜひ、やってみて下さい。

超眼ヨガ

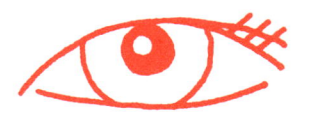

超

手のひらをかざすだけで眼の前が明るくなる！

パソコンにスマートフォン、テレビにゲームと、現代人の眼は一日中、働いています。疲れ目やドライアイといったトラブルに悩んでいる人も多いのではないでしょうか。また、それは姿勢にも関係しています。たとえば、長時間のパソコン作業の時、あなたはどんな姿勢で仕事をしているでしょうか。姿勢を正して、画面から適度に目を離して取り組むことができていますか？　恐らく、違うでしょう。背中を丸めて画面に顔を近づけて、一点だけを見つめるように作業をしているのではないでしょうか。また、難しい仕事であればストレスもかかり、呼吸も浅くなっていることでしょう。

現代人の眼は、一番、苛酷な仕事を強いられている部分です。だからこそ、丁寧にケアをすることが大切なのです。これから紹介する眼ヨガは、体を大きく動かすことはありません。デスクに座ったままでも取り組めるので、仕事の合間にやってみて下さい。

その方法は実にシンプル。手のひらを眼に当てて、呼吸とイメージを使って疲れを癒やしていく方法です。ツボ押しと合わせて行うことで効果は更にアップします。

その効果は教室でも実証済みです。最初は、手を当てるだけの眼ヨガに、首を傾げる生徒さんもいます。しかし、**ゆっくりと呼吸を繰り返して3分ほど手を当てているだ**

けなのに、手を離してあたりを見渡した瞬間、

「明るくなった」

とびっくりするのです。また、

「ずっと疲れ目で、眼がショボショボしていたんですが、その感じがなくなった」

という方もいます。更には、「肩が軽くなった」「頭痛が楽になった」などという声が聞かれることもあります。

眼の疲れは、眼一部分だけではなく、首や肩、頭といったところにまで影響を与えているんですね。また、

「眼ヨガをしたらよく眠れた」

という話も聞きます。

夜遅くまでパソコン作業をしていると、その残像が眼の奥に残ってしまうことがあるかもしれません。就寝前に部屋を真っ暗にして、あおむけに寝て、両眼を両手で覆いながら、ゆっくりと呼吸するだけでも、一日の眼の疲れが楽になります。すると、体もリラックスできるので、眠りも深くなり、翌朝、眼の感覚が楽になっているのが分かるはずです。

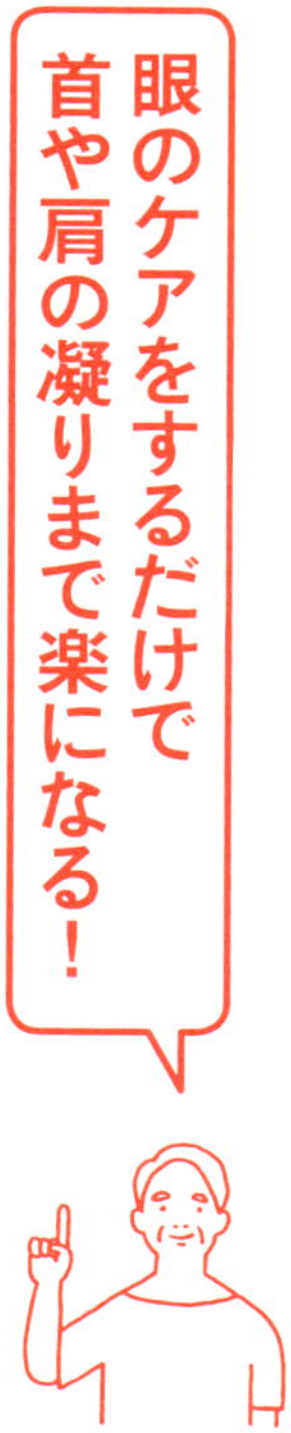
眼のケアをするだけで
首や肩の凝りまで楽になる!

超眼ヨガ
照気法

確かめよ!

毎日、パソコンやスマホで酷使している眼を、手のひらと呼吸の力で癒やしていく眼ヨガ。意識を集中して、ゆっくりと行うことで、眼の疲れが楽になります。イメージの力で疲れを超えましょう。

1

手元に白い紙を用意。片眼ずつ紙を当てて、どちらがより暗く見えるかを確かめる。暗く見える方が、より疲れている眼なので、先に眼ヨガを行う。

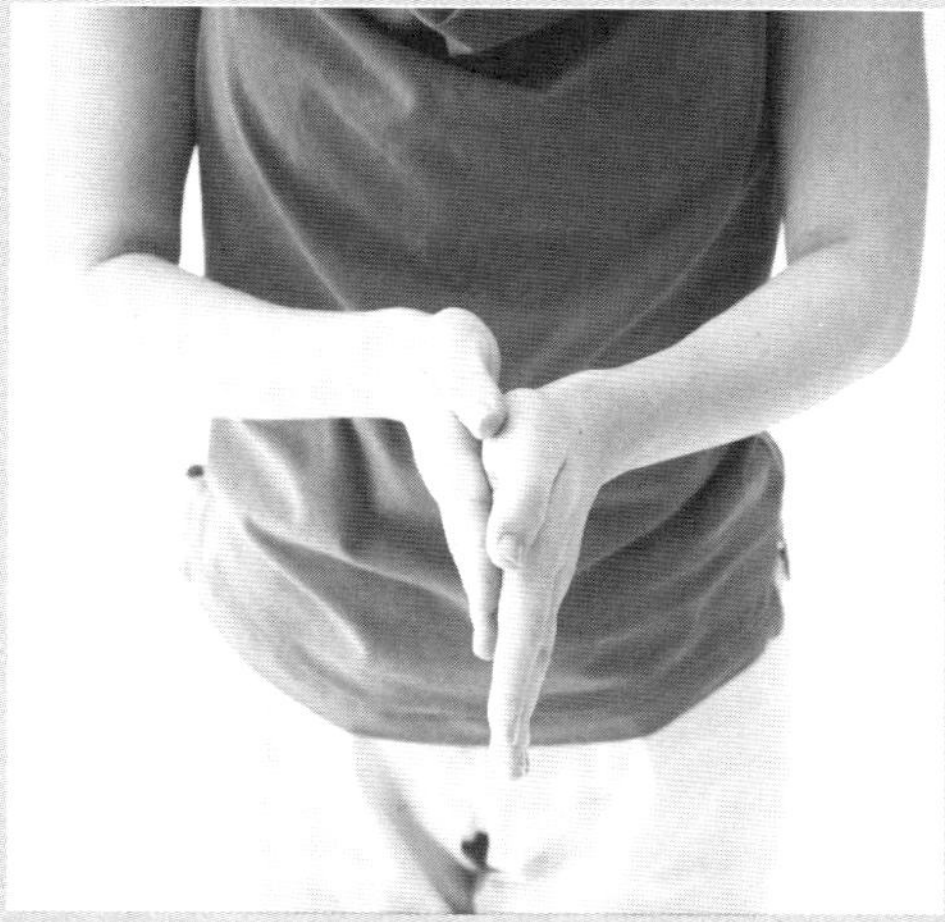

2

手のひらをこすり合わせて
温める。

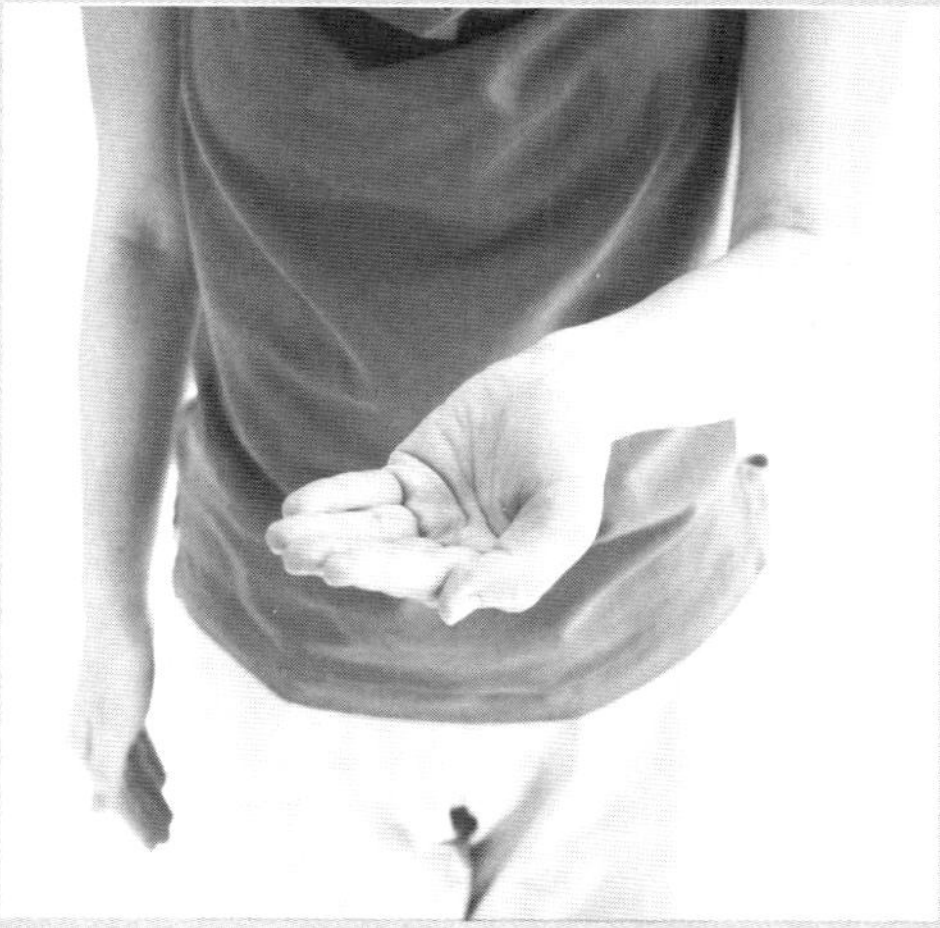

3

手をお椀のような形にする。

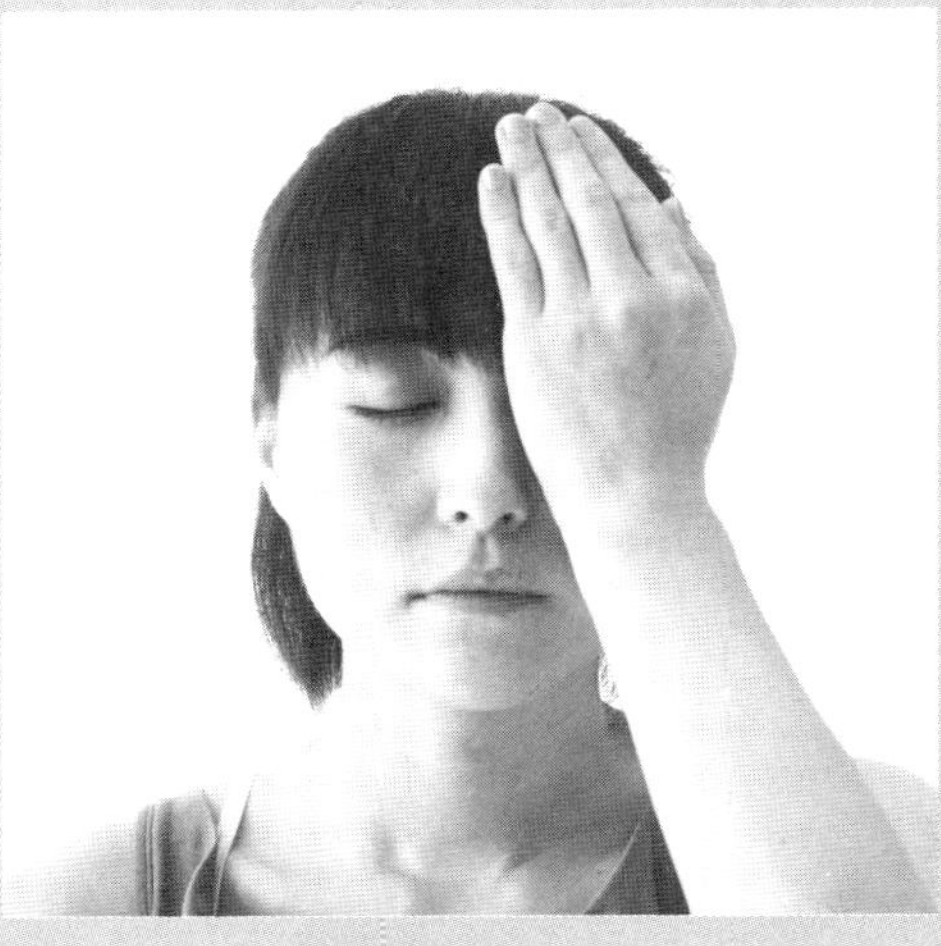

4

暗く見えた方の眼に手のひらを当てる。手のひらの中央部が、ちょうど眼球の上に来るように。

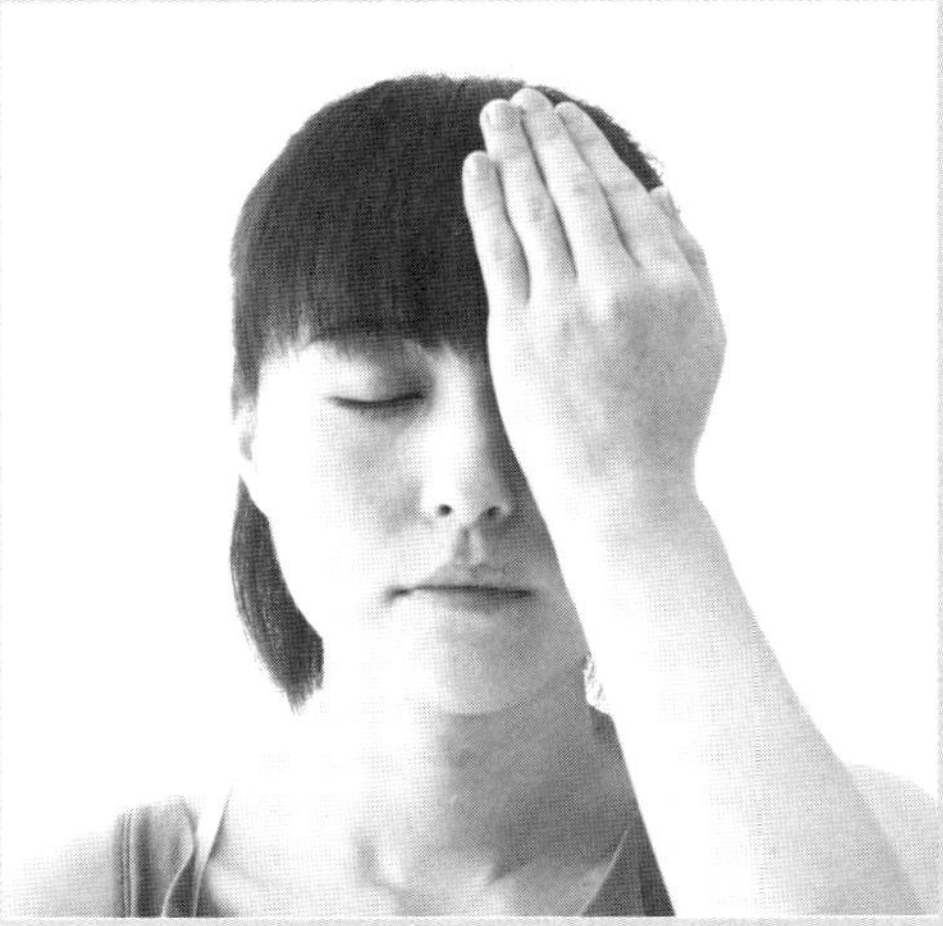

5

手のひらの真ん中から、温かい気が出ている様子を思い浮かべ、息を吸う。温かい気が手のひらから眼に送られている様子をイメージする。

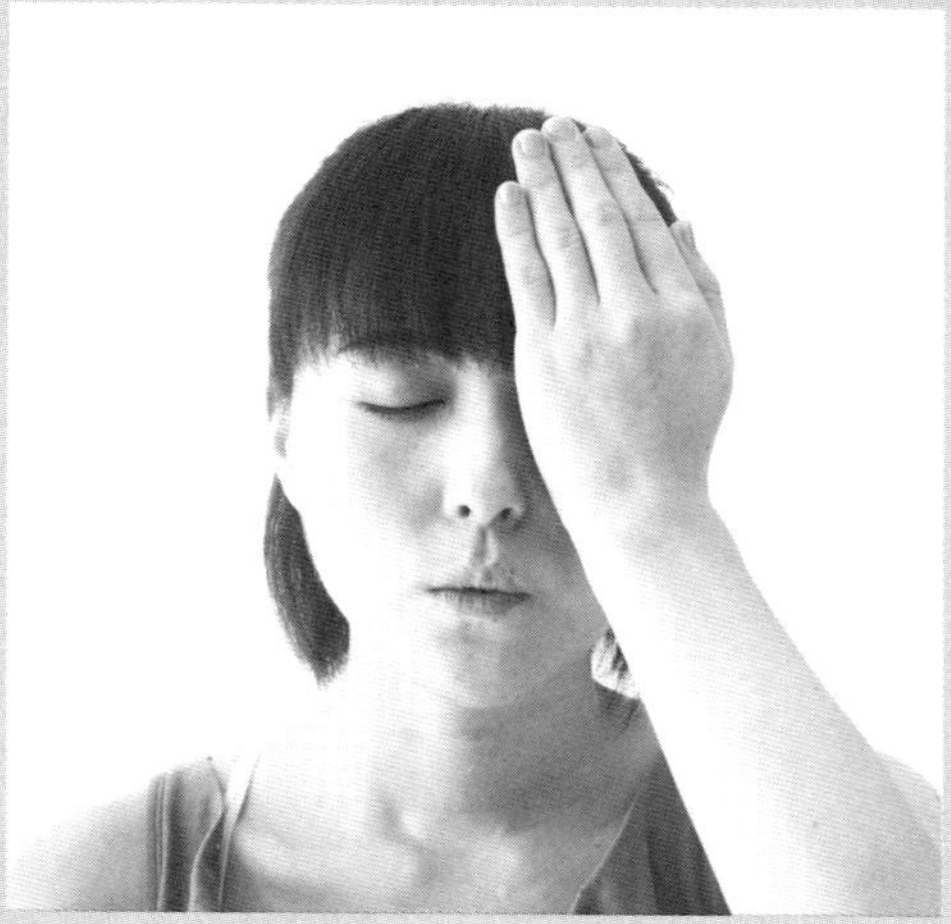

6

息を吐く時には、眼の疲れを口から吐き出すようなイメージで。ゆっくりと、息を吸って吐くことを繰り返す。三分以上かけて、十呼吸くらい繰り返したら、ゆっくりと手を離す。

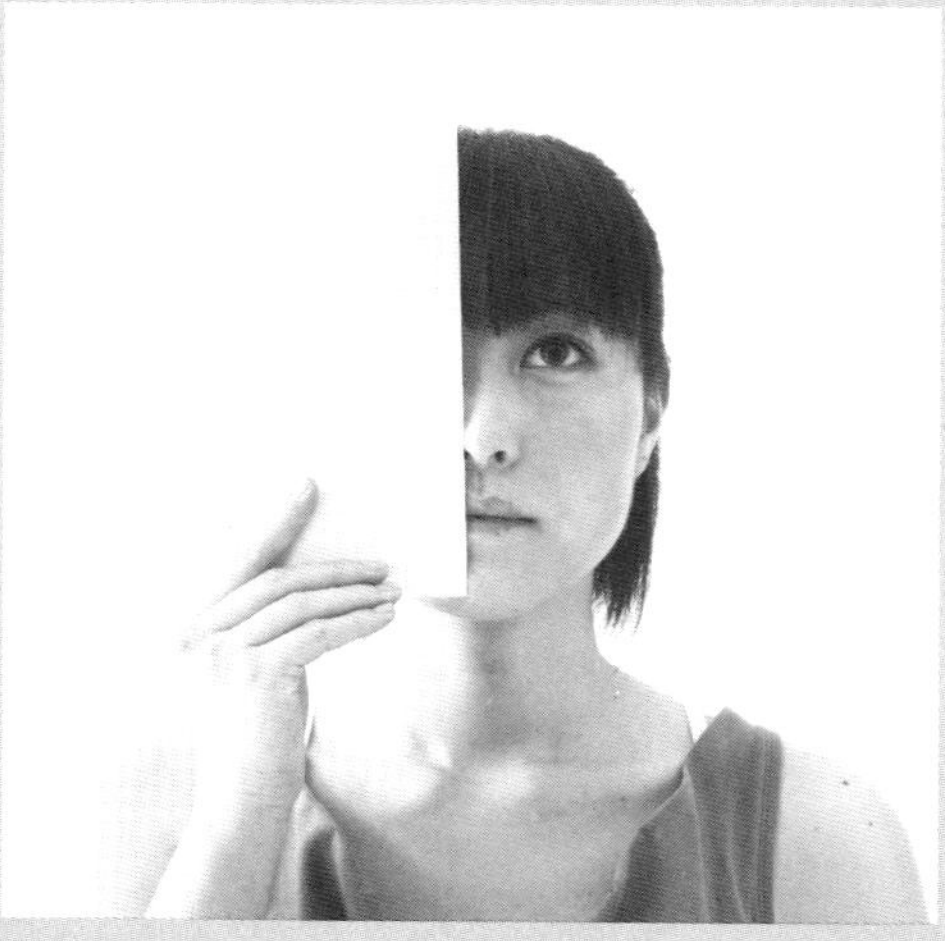

7

先ほどと同じように、片眼ずつ見てみる。眼ヨガを行った眼の方が明るく見えているのでは？　同じように、反対側の眼も行う。

眼の周りのツボを刺激するだけで効く！

1

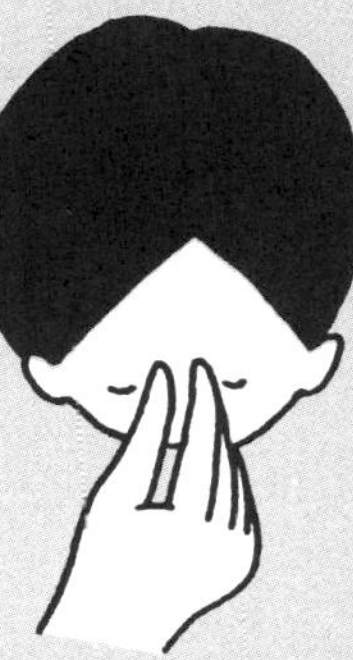

親指と人差し指で眉間をつまみ、息を吸って吐きながら押して刺激する。

2

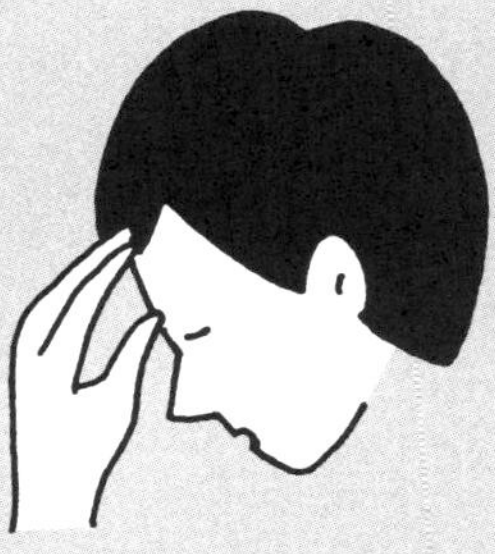

眼の窪みの上側に親指を当て、下から上へ押し上げるように押す。

眼の周辺には、東洋医学でいうツボがあります。また、そうしたツボの他にも、眼ヨガの効果を高めてくれるポイントがいくつか存在します。眼ヨガを実践する前に、それらのツボを刺激して、ほぐしてみましょう。

まずは眉間です。神経を集中して何かを見ている時、思わず眉間にグッと力が入ってしまうことがあるのではないでしょうか。この眉間を親指と人差し指を当てて骨を押すように、息を吐きながらじんわりと押すように刺激します。少しずつ位置をずらしながら、特に痛みを感じるポイントがある場合は、そこに集中して行ってみましょう。右手で十回、左手で十回を目安に行って下さい。

そして、眉と眼の間にある眼窩《がんか》

各10回
×2セット

3

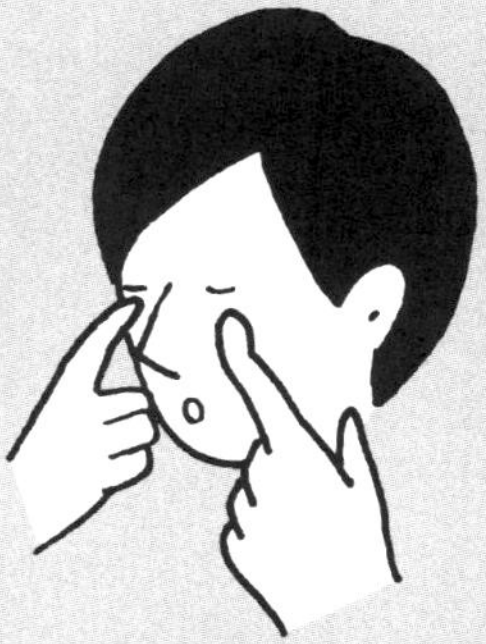

眼の窪みの下側に人差し指を当て、上から下へ引き下げるように押す。

4

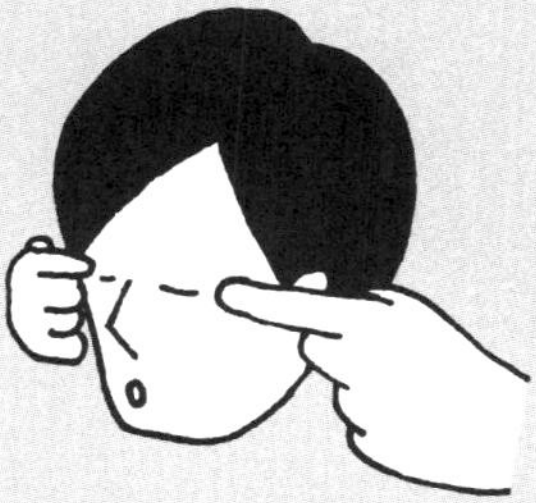

眼の窪みの外側に人差し指を当て、内から外へ引っ張るように刺激する。

の縁《ふち》も刺激しましょう。眼窩の縁の上部に親指を当て、他の四本を額に当てます。息を吐きながら、親指で眼窩を上の方へ持ち上げるように押して刺激します。少しずつずらしながら、眼窩の縁全体を押していきましょう。

　この眼窩の上部は、脳と関わりが深い部分です。脳と眼は視神経で結ばれていて、密接に関係しています。そのため、脳が疲れてくると眼も疲れてしまうのです。左右どちらかで、より痛いと感じる部分があったら、そこを集中的にほぐしてください。左脳が疲れている人は、左側の眼窩が、右脳が疲れている人は、右側の眼窩が痛むと思います。日頃のものの考え方のクセも、ここで分かるかもしれません。

コラム

眼をストレッチして視力を回復させる

眼球は周りをたくさんの筋肉に囲まれています。遠くを見たり、近くを見たりするのはもちろん、左右上下に動かすためにぐるりと筋肉に囲まれているのです。近い一点だけを見つめるパソコン作業では、それらの筋肉の一部しか使われていません。とてもアンバランスな状態が続いているのです。

過度に緊張した眼をリラックスさせるためには、一点だけに集中するのではなく、眼を違う方向に向けてみましょう。

時計をイメージしながら、十二時、一時、二時……といった風に、息を吐きながら眼を動かしていきます。一方向で十秒〜二十秒ほどキープすると、しっかりとストレッチできます。そしてキープした後に、フッと眼の緊張をゆるめて中央へ戻すことを繰り返します。

遠くを見つめたり、ぐるりと眼球そのものを回してみる。それだけでも、偏った筋肉の使い方から解放され、眼の周りの筋肉の凝りが少し楽になるのが分かるはずです。

超耳ヨガ

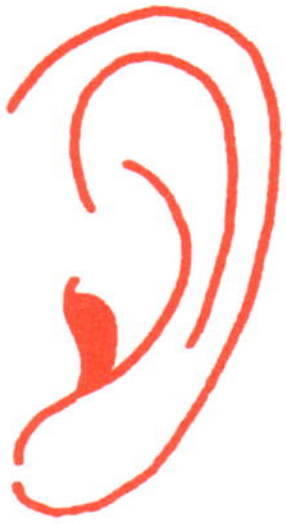

超 耳を引っ張るだけで確実に腰が軽くなる！

日頃、あまり意識を向けることがないかもしれませんが、一度、耳の形を見てみて下さい。その形は、胎児に似ていると思いませんか？

そのことから、64ページの図のように、丸まった胎児の形をイメージし、**耳の上部が足、中心部が内臓、耳たぶの方が頭とヨガでは考えられています。**大まかにこのイメージを持って、耳を触ってみて下さい。

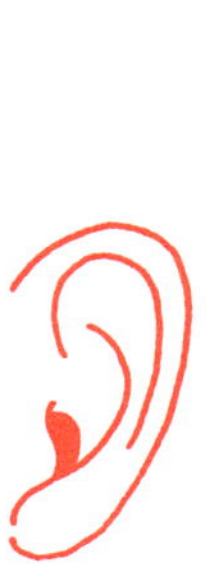

以前、私の教室にいらした生徒さんの中に、いざヨガのポーズをしてみようと思ったら、

「腰が痛くて動けない」

と言う人がいました。腰を痛めた状態で、難しいポーズをとることはできません。そこで私は、その方の耳を引っ張ってみました。すると、とても硬いのです。

「耳が痛いです！」

と言って大騒ぎ。そこで、胎児をイメージして、腰の関連部位である真ん中あたりを丁寧に揉みほぐし、引っ張ってみたところ、少しずつ柔らかくなってきました。耳の痛みもなくなってきた頃に、

「どうですか？」

と問いかけると、その生徒さんは立ち上がってみて、びっくりした顔をしています。

「あれ？　動きます」

と言って、腰の痛みが軽くなったことがありました。耳をほぐすことによって、体の不調が治った一例です。

また中国では、耳はその形から「腎」に関係が深いとされて重視されてきました。

現代医学では、中国の伝統医学でいうところの「腎」の働きは、腎臓や副腎、ホルモン系の働きやその調整力だと考えられています。耳が硬いということは、腎機能が弱っていると考えられます。

よく、ふくよかな耳の人を「福耳だ」と言ったりしますよね。七福神の恵比寿様や寿老人などは、たっぷりと豊かな耳たぶを持っています。赤ちゃんの耳も、ふわふわに柔らかく、それが本来の耳の柔らかさなのです。

その柔らかさを目指して揉むことで、腎機能を高め、全身を整えることになるのです。

耳を撫でたり、さすったりするだけならば、いつでもどこでも簡単に取り組むことができます。息を吐きながら、自分の不調と耳の硬さを、確かめながら実験してみて、自分なりの耳ヨガを見つけてみて下さい。

くまなく揉めば体柔らか。腎機能もアップ！

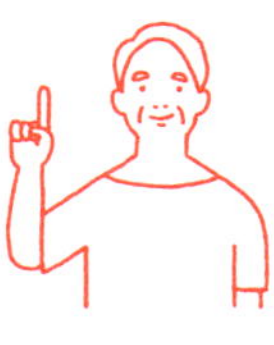

超耳ヨガ

耳掴みマッサージ

確かめよ!

日頃はあまり意識することのない耳。実はツボの宝庫であり、意外と凝っているポイントでもあります。呼吸と共にほぐすことで、全身にアプローチして、体の常識を超えましょう。

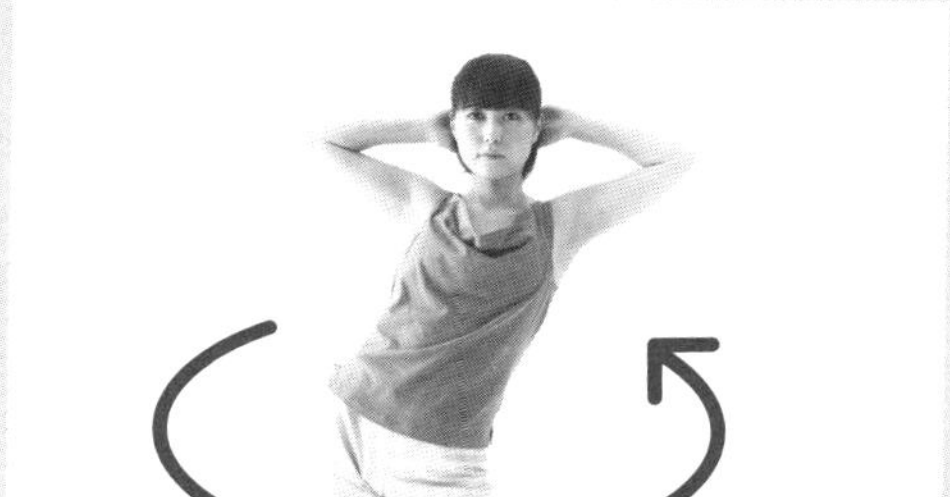

1

両手を頭の後ろで組んで伸ばし、上半身は動かさず、腰を大きく円を描くように回す。きれいな円を描こうとした時に、前後左右のどこが動きにくかったか、自分で確かめる。

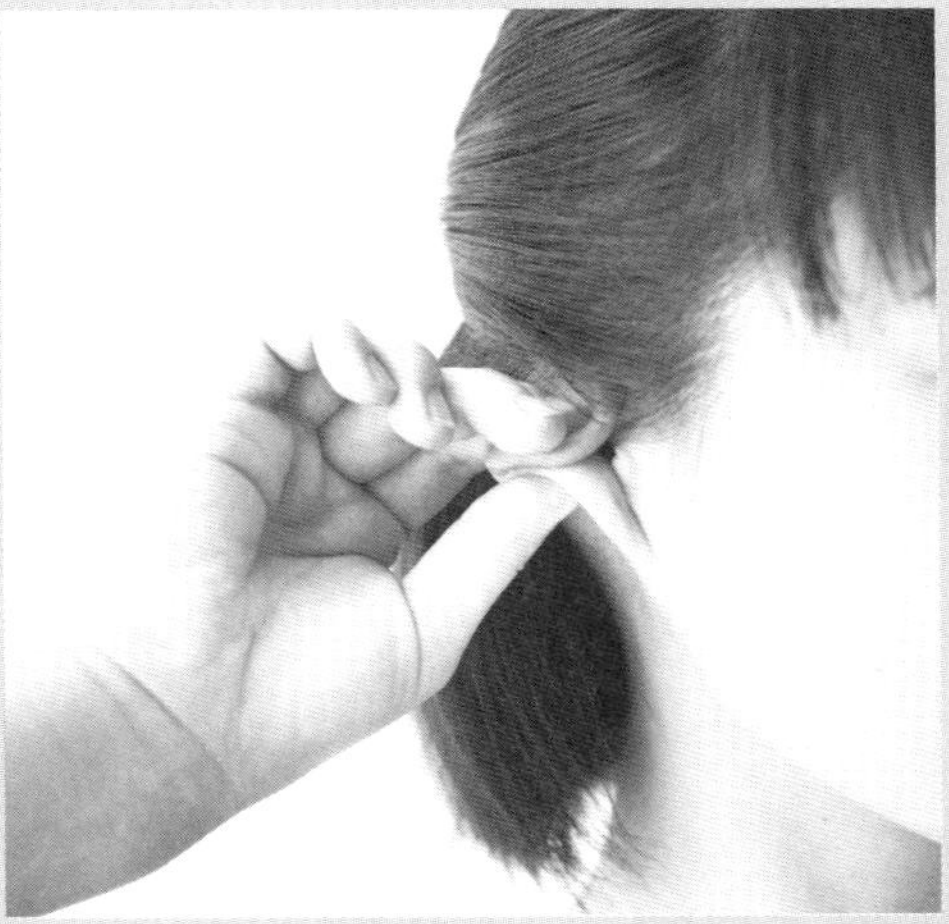

2

耳を上下に折りたたんだ時、痛いと感じるかどうか確かめる。

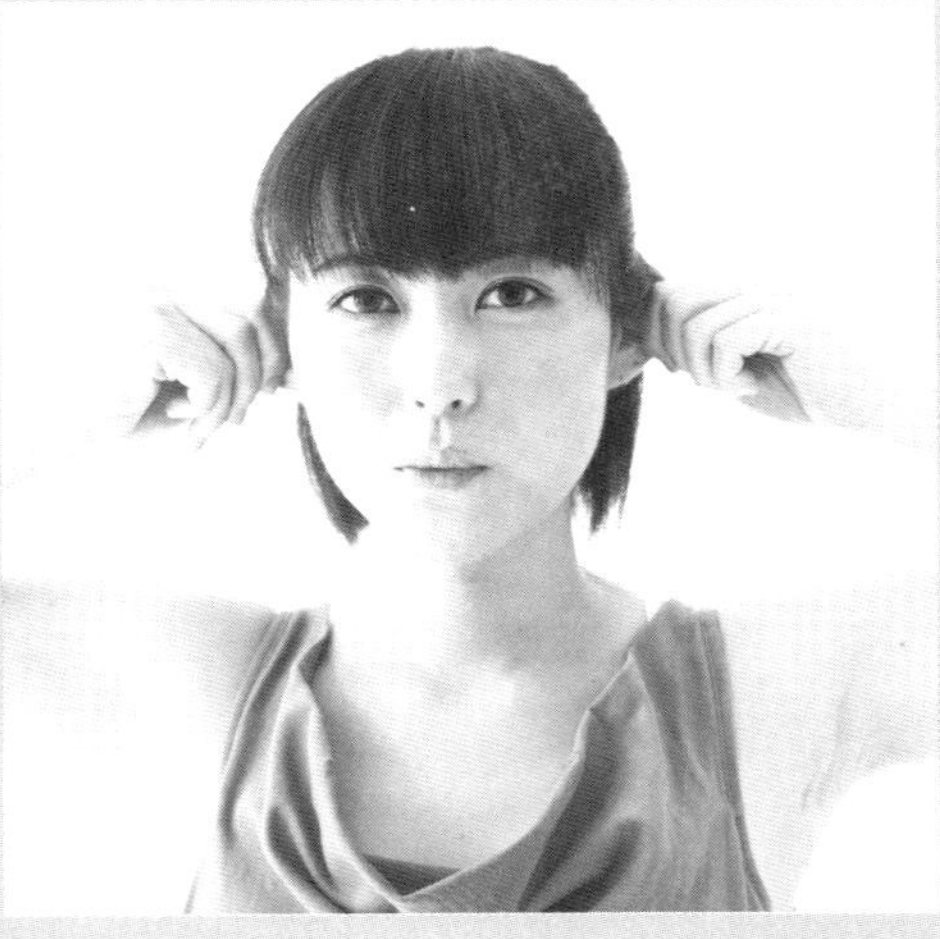

3

耳の真ん中を摑んで指で丁寧に揉みほぐす。

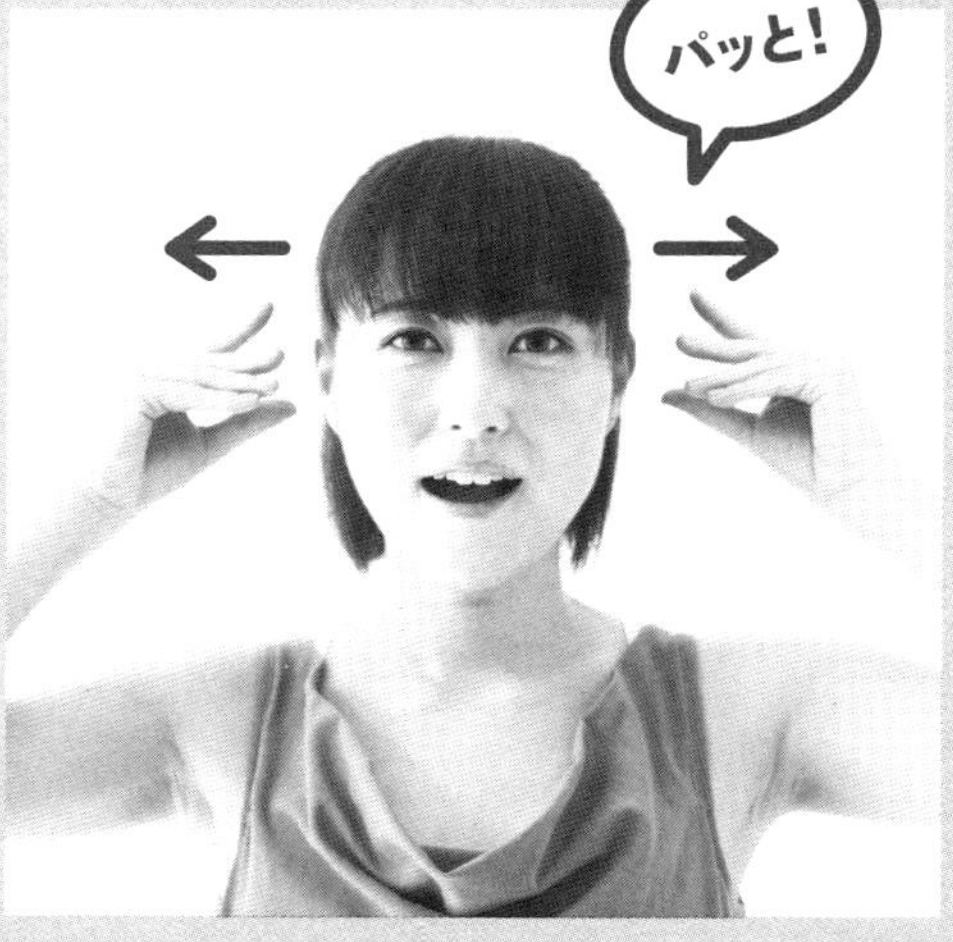

4

硬さがほぐれたら、そのまま横へグーッと引っ張って三つ数えてパッと離す。

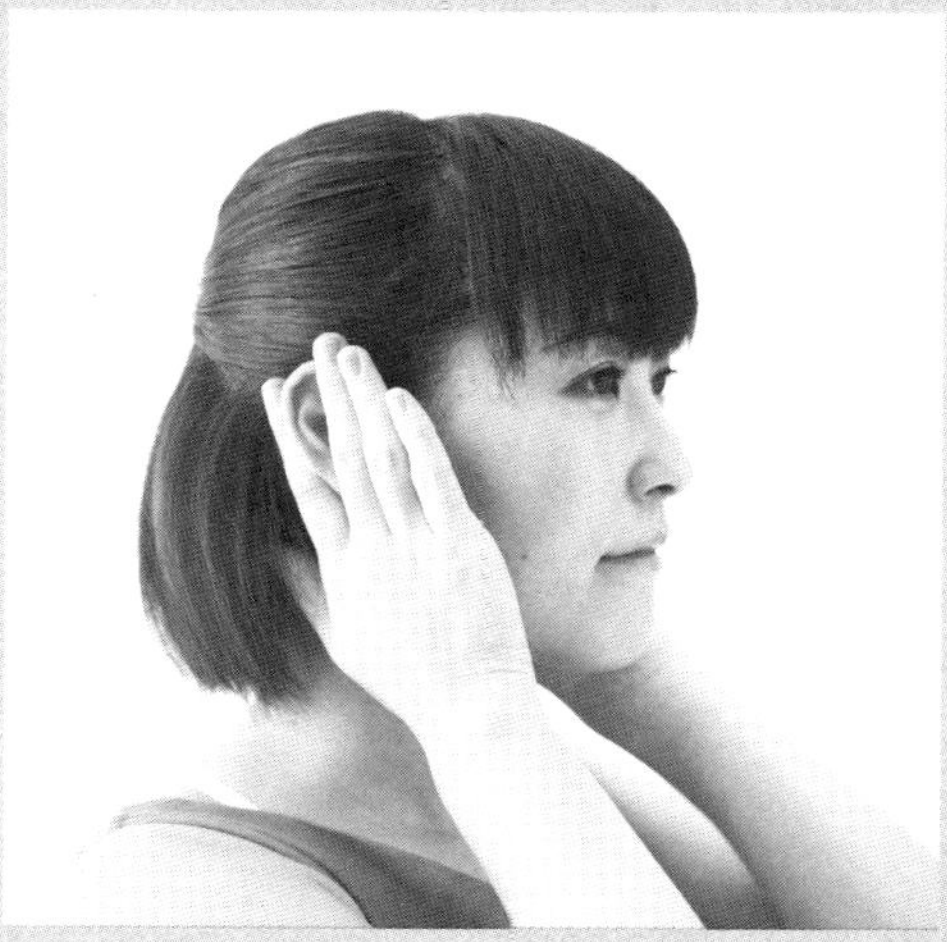

5

耳全体を触ってみて、指の感覚で特に凝っているところを見つけたら、息を吐きながら丁寧にほぐす。手でさすってみるだけでも、だいぶほぐれる。

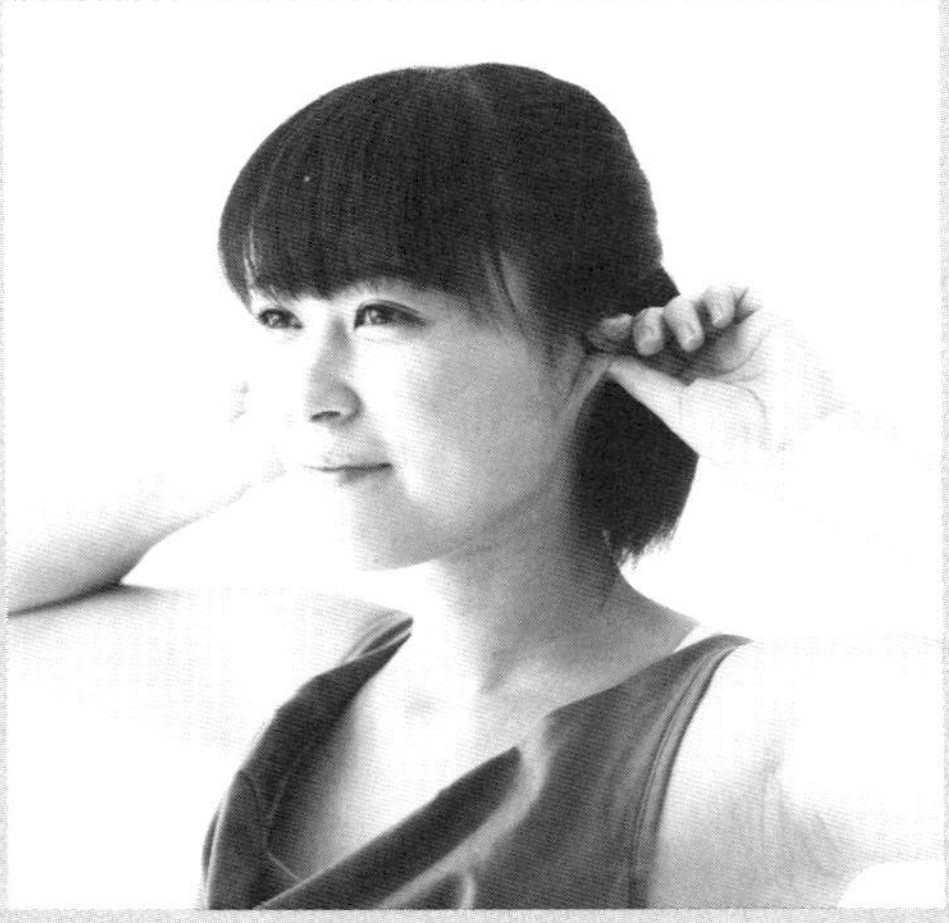

6

一通り、耳をほぐすことができたら、再び上下方向に折りたたんでみる。

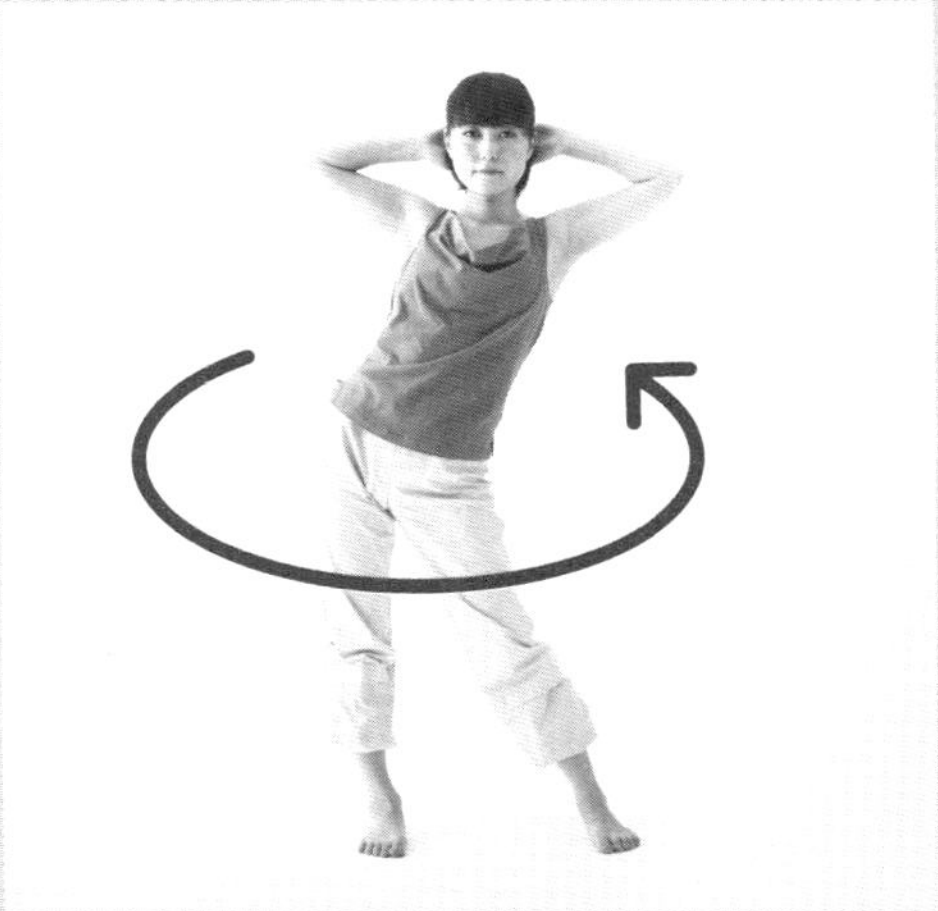

7

耳ヨガが一通り終わったら、もう一度、大きく円を描くように腰を回してみる。右回し、左回しと両方やってみて、先ほどとの腰の動きの差を確かめてみる。腰周りがグッと軽くなっているのが分かるはず。

耳の関連部位＝耳は胎児と同じ

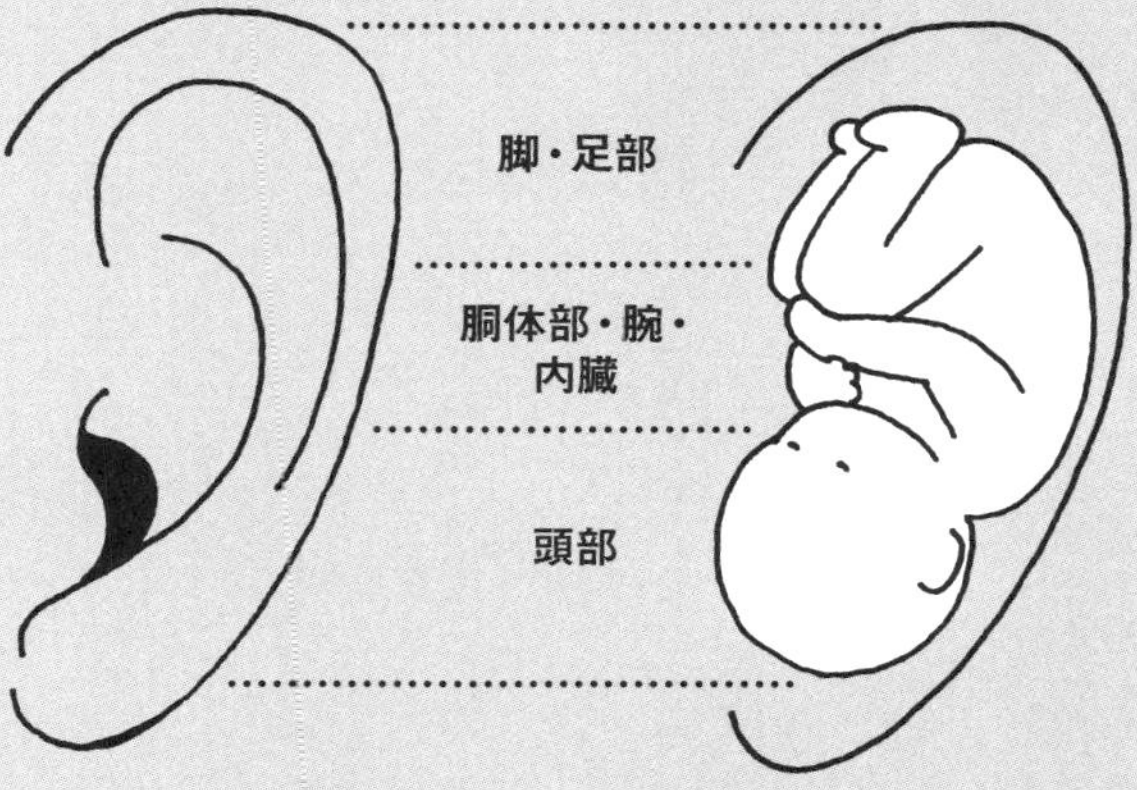

耳の反射区は、逆さになった胎児をイメージして、不調なところを刺激する。

耳ヨガの効果には、さまざまなものがあります。

その時に思い浮かべて欲しいのが、この胎児の図。耳の形そのものが、お母さんの胎内にいる赤ちゃんの形と同じだというイメージを持ってみて下さい。

そして、その胎児の形をイメージしながら、自分が不調を感じている部分を刺激してみてください。

たとえば、眼が疲れている時は、頭の関連部位である耳たぶ周辺をほぐし、グーッと下へ引っ張ります。すると眼がパッと明るく見えるように

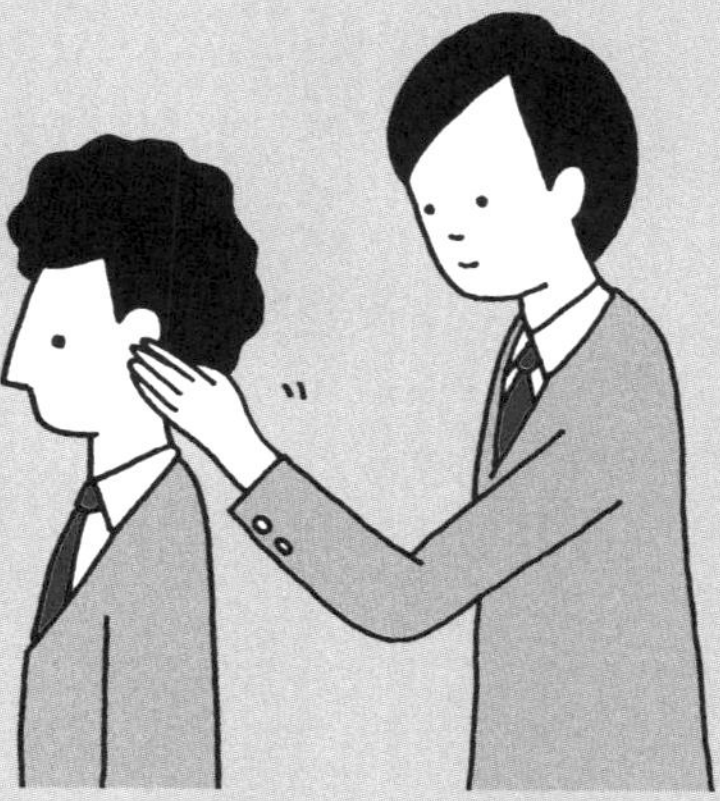

人の耳に触ってみると、自分の耳の硬さがよく分かる。試してみよう。

なるでしょう。また、足腰など、下半身の調子が悪い時は、耳を上に向かって引っ張ります。

耳の柔らかさは、健康のバロメーターです。赤ちゃんの耳を触ってみて下さい。すると、その耳がふわふわに柔らかいことに気付くでしょう。

「自分の耳が柔らかいか、硬いか分からない」

という人は、身近な人の耳を触ってみて下さい。私の教室ではいつも、生徒さん同士で耳を触ってもらいます。すると、それぞれの硬さ、柔らかさに驚く人もいます。

コラム

気持ちよく眠る方法

　ある講座にやってきた女性に、

「不眠症に悩んでいるんです。ベッドに入ってもちっとも眠れません」と、深刻な様子で相談されました。病院で処方された薬を飲んだけれど効かない。それに、薬を飲みすぎるのも不安だということでした。

　そこで私は彼女の手を取ってみました。すると、案の定、手のひらがカチカチに硬いのです。それは、彼女の脳が疲れ果てているということだと思いました。

「じゃあ、私が指ヨガをやってみましょうか」と言って、教室の片隅に寝転んでもらい、彼女の手を取り深い呼吸をしてもらいながら、手の指回しや、手のひらを揉むなど指ヨガをしてみました。すると、私が手を取ったままの状態で、うとうとと眠りに落ちてしまったのです。デスクワークで頭を使い、ストレスもあり、脳が疲労するあまり、眠れなかったらしいのです。

　しばらくして本人は目を覚ましたのですが、眠っていたことにとても驚いていました。ひとしきり笑った後で、「こんなに気持ちよく眠ったのは久しぶり」と、ホッとした様子でした。

　あなたも、悔しかったり、緊張したりする時は、グッと強く手を握りしめていることがあるでしょう。一方で、楽しくリラックスしている時は、手のひらをひらひらと動かしながら話しているのでは？心と手は、そんなところでも関連しているのです。

　強いストレスを覚えて、眠れない時は、頭の中のもやもやを忘れて、手のひらをほぐすことに集中すると、心と体がリラックスできると思いますよ。

超顔ヨガ

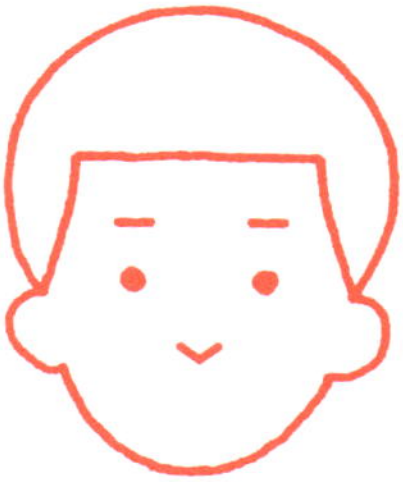

超 はちまき一本で顎関節症がスッキリする！

顔は、たくさんの骨が集まってできています。それらの骨の位置のかすかなずれや、使い方のクセによって、顔のみならず、体にも影響を及ぼしているのです。

たとえば、口をどれくらい大きく開けることができますか？

最近では、顎関節症に悩む方も多いようで、以前も、私の講座を受けられた生徒さんの中に、歯医者さんがいらして、

「どうやってケアをしたらいいでしょうか？」

と、尋ねられたことがありました。

口の開閉に関わるのは、顎の関節ですが、それと同時に、頭がい骨も影響を与えています。頭がい骨は複数の骨が縫合して丸い形を作っていますが、噛む方向のクセや、頬杖をつくクセなど、日頃の小さな習慣から、その縫合がずれることがあるのです。

それは、口が開かないというトラブルだけではなく、夜、寝ている間の歯ぎしりなどといった症状で現れることがあります。

ある教室には、実際に顎関節症に悩んでいる生徒さんがいました。

「口を開けて下さい」

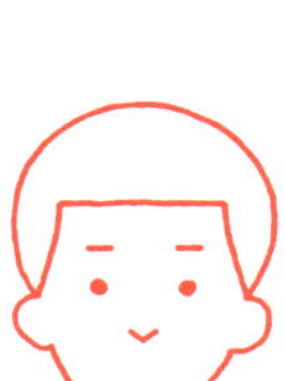

と言っても、おちょぼ口くらいしか開きません。本人はいたって真面目に大きく開けているつもりなのですが、痛くて開かないというのです。そこで、一本のはちまきを使ってみました。昔ながらのはちまきに、そんな効果があるなんて、生徒さんは思いもしません。しかし、ギュッとはちまきを結び、頭がい骨を手の力だけで押していき、

「さあ、開いて下さい」

と言うと、**先ほどまでとは打って変わって、大きく口を開くことができたのです。**

「はちまきだけなのに」

と驚きながら大口を開けて笑っていました。

これは顎関節症だけではありません。頭の骨のゆがみが整うようになると、顔の血流全体も改善されます。すると、むくみや肌のトラブルといった問題も解消されるのです。

74～75ページでは、鼻のゆがみについての実験をご紹介しています。鼻もまた、小さな骨の集合体の一つです。この鼻のゆがみを整えることもまた、体を整えることにつながっていることを実感してみて下さい。

顔のゆがみを整えるということは、単に美容の問題ではありません。体を健康に保つことと深く関わりあっているのです。

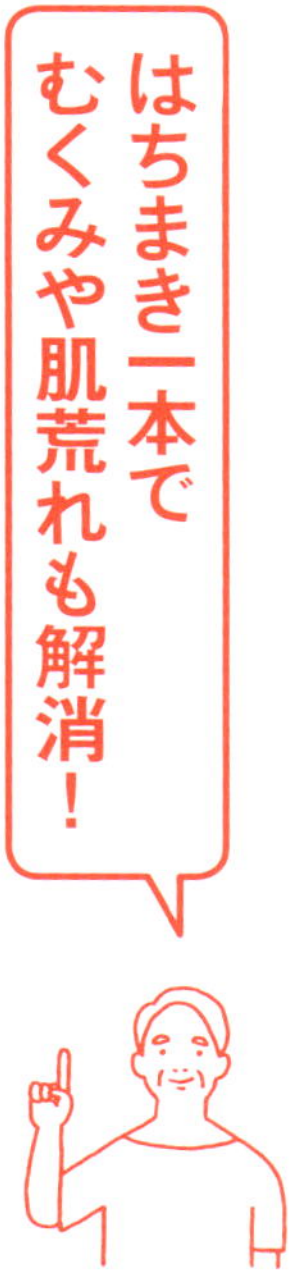

超顔ヨガ

簡単矯正

確かめよ!

気合を入れたい時にきりりと結ぶはちまきが、実は顎関節をスムーズにして、小顔にする効果もあるのです。実際にやってみて、時代を超えた知恵を体感してみましょう。

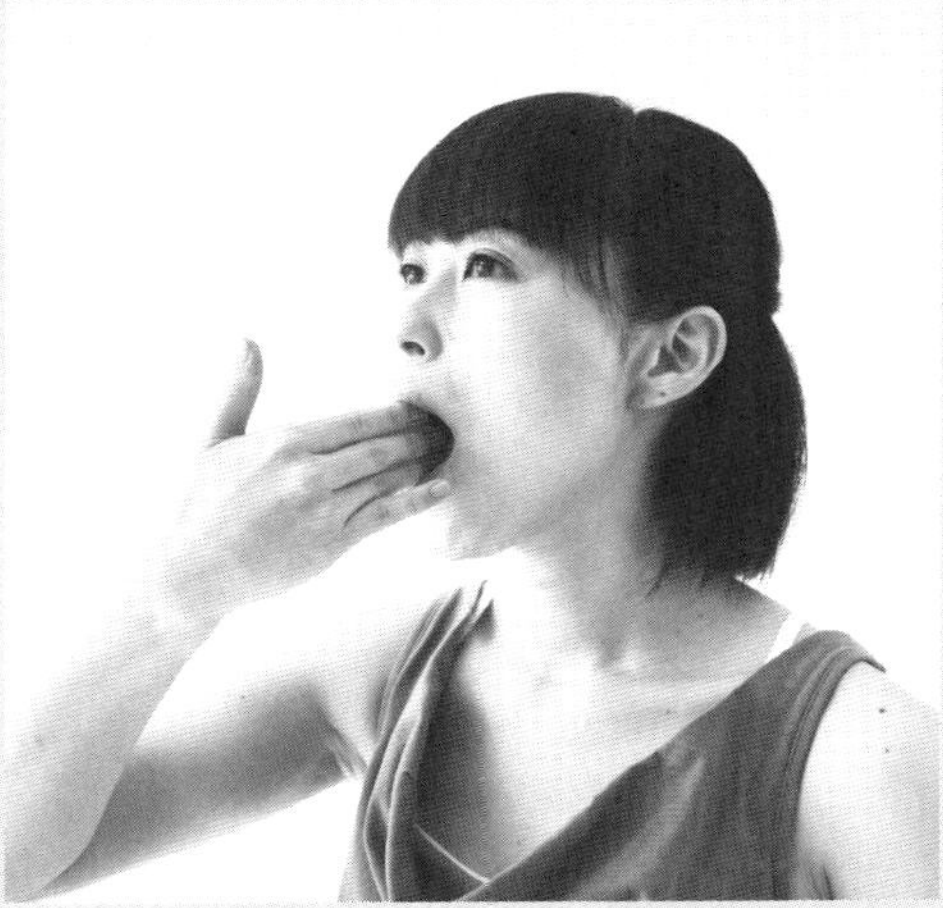

1

姿勢を正して座り、思い切り口を開け、指を縦に四本並べて、それがすっぽり入るかどうか、確かめてみる。

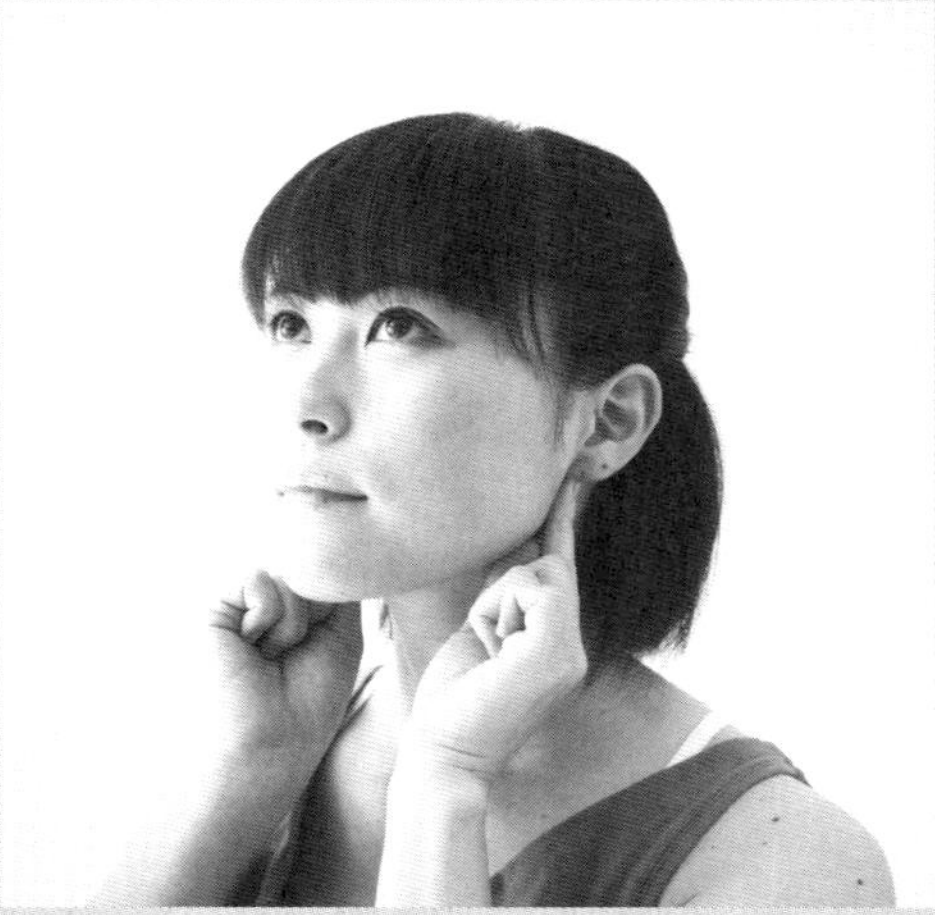

2

人差し指を耳の下に当て、親指を顎の端に当て、左右で比べてみる。ものを噛みやすい側が、顎が凝って緊張しており、短くなっていることが多い。

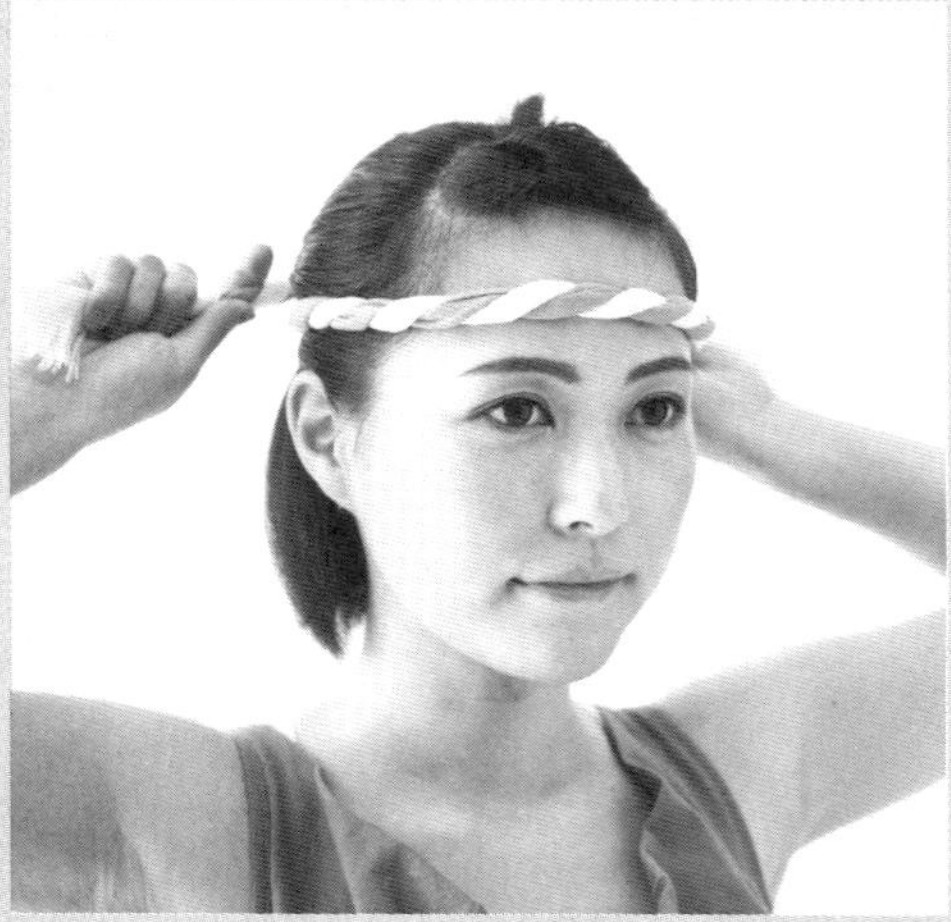

3

はちまきをぐるりと頭の周りに巻いて、力を入れてギュッと締める。

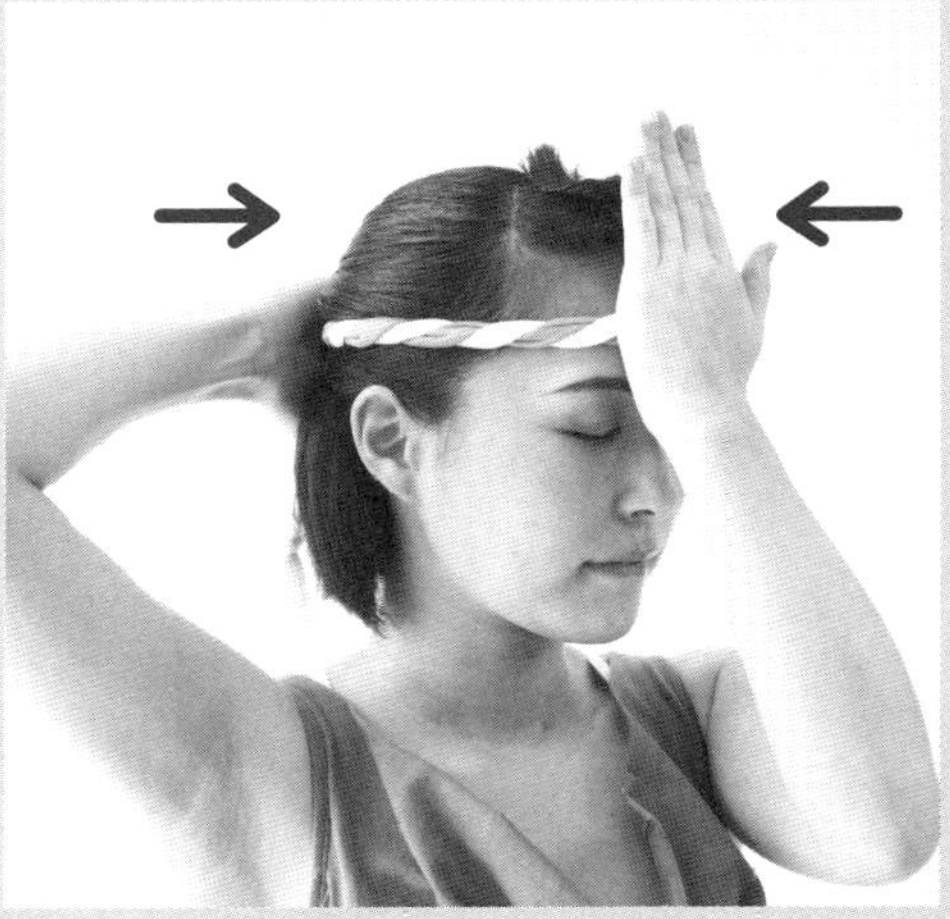

4

はちまきをした状態で、額と後頭部を両手ではさむように押す。

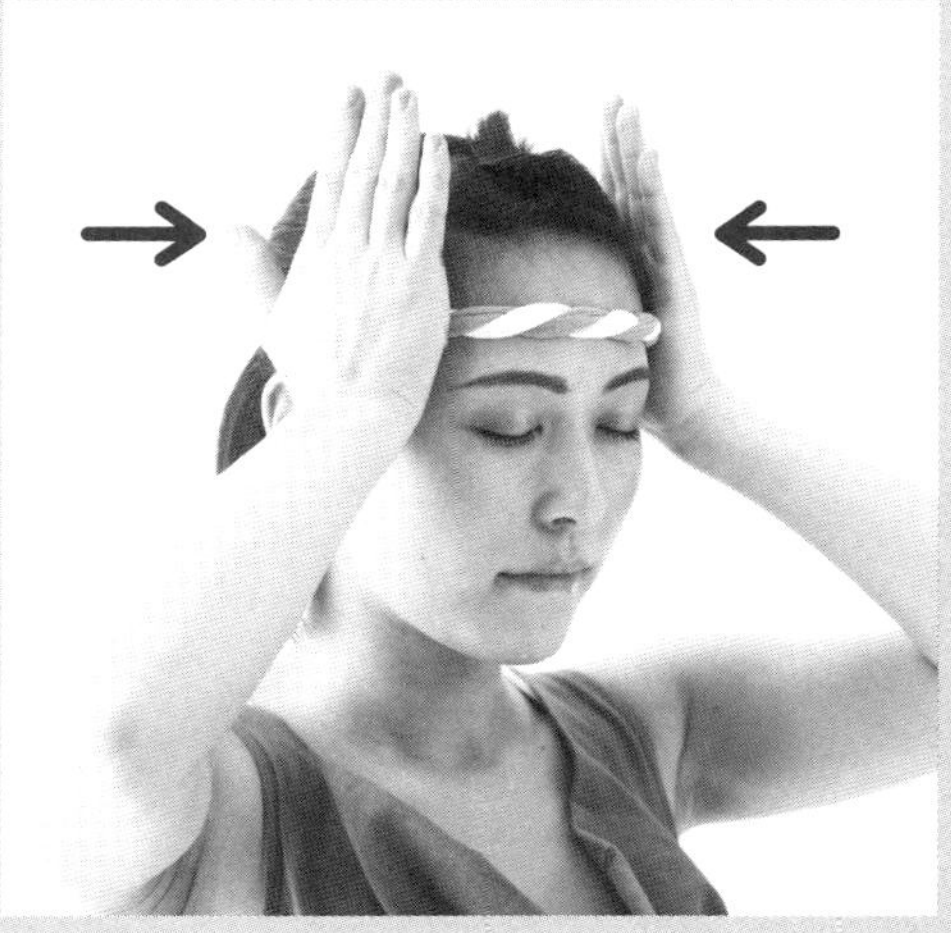

5

左右のこめかみを同じようにはさんで押す。

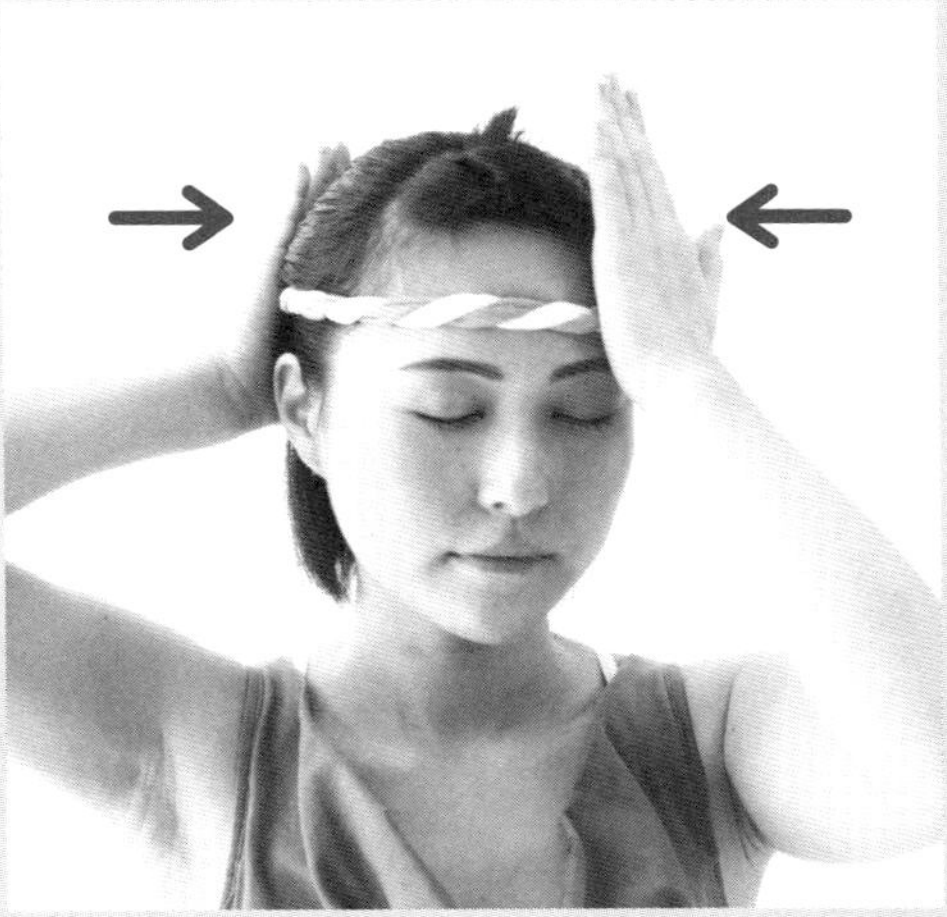

6

斜め方向からも、息を吐きながら、頭がい骨を締めるようなイメージで押す。

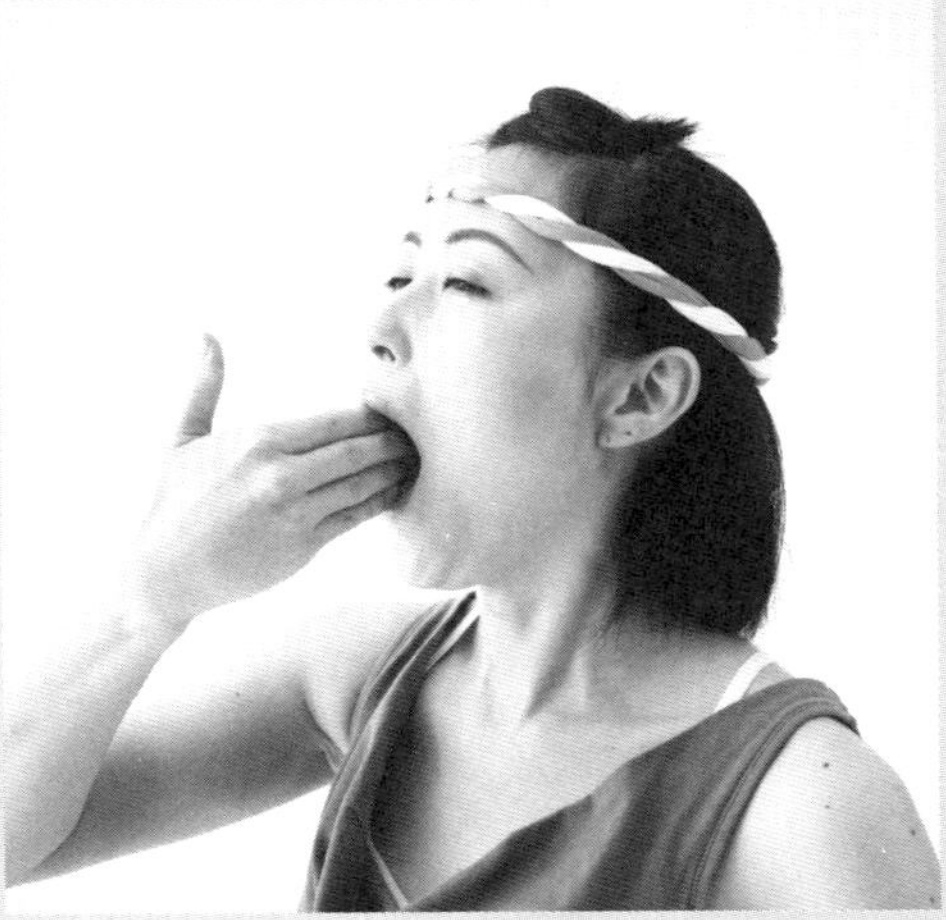

7

再び、先ほどと同じように口を開いて確かめてみる。前より開くはず。

鼻と背筋を真っ直ぐに

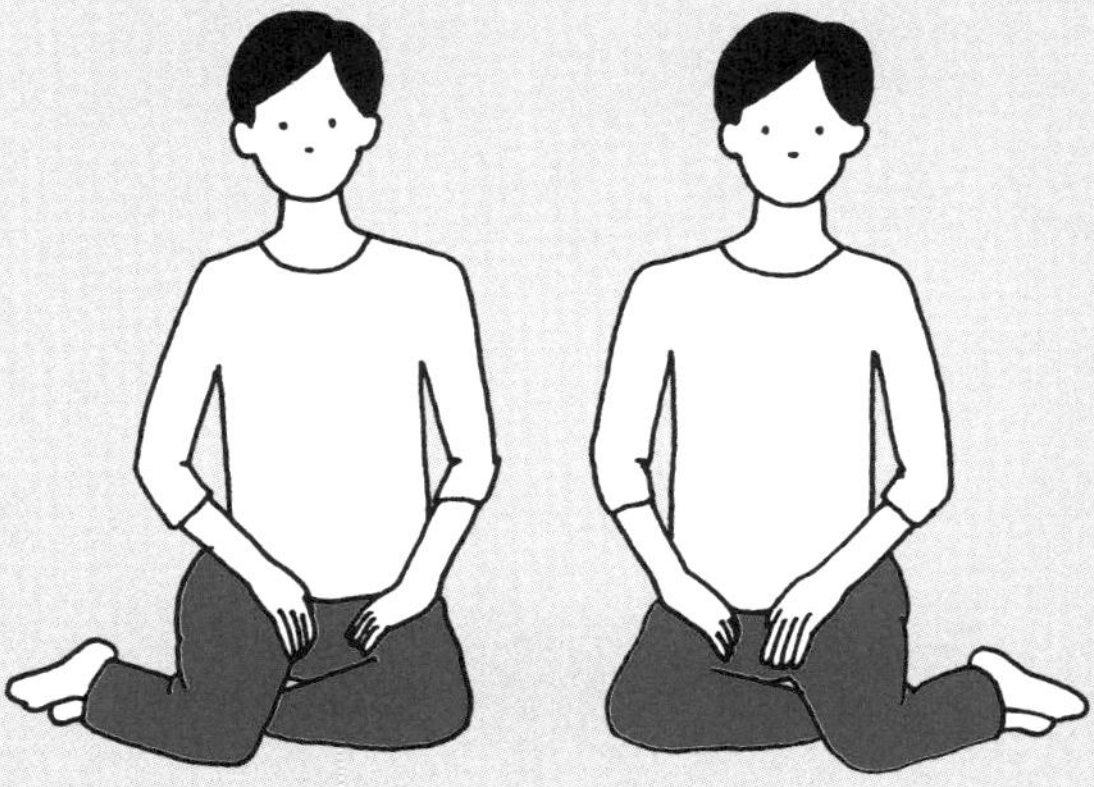

床に正座をした姿勢で、お尻を左側に落とす。続いて、右側に落とす。どちらの方がやりにくいかチェックする。

顔の真ん中にある鼻は、ヨガでは背骨の関連部位と考えられています。目に見えるほどにゆがんでいる場合はもちろんですが、かすかなゆがみも、背骨と関連していると考えられています。

簡単なチェックを行ってみましょう。

床に正座をして、お尻を左へ落とし、右へ落とします。どちらがやりやすいか確かめたら、今度は自分の鼻を鏡で見ます。

大抵の場合、やりやすいと感じた方向にゆがんでいることが多いようです。

確認をしたら、鼻をつまんで、息を吐きながら、上から

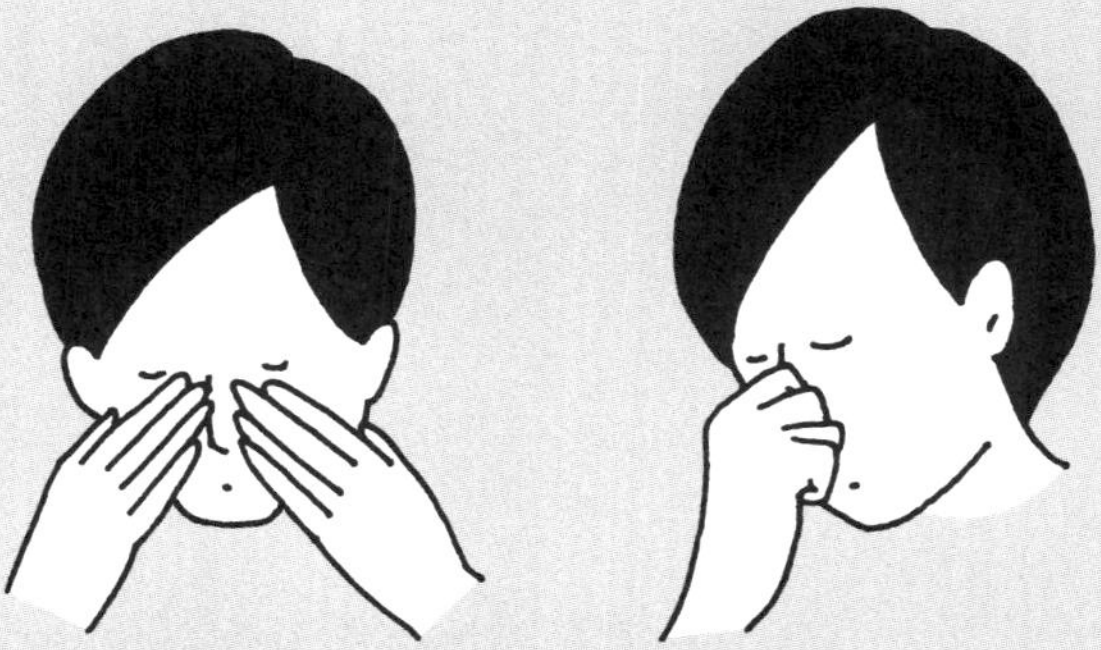

鼻をつまんで、息を吐きながら、手で下へ押しずらしつつゆがんでいる側とは反対方向へ引っ張る。鏡を見てやろう。終わったら、鼻の向きを確認する。

下へ押しずらしながらゆがんでいる側と反対の方向に向かって引っ張ってみます。十秒くらい息を吐きながら、ほぐすように三回ほど繰り返して引っ張りましょう。

鼻の向きが整ったら、再び正座をして、お尻を左右に落としてみましょう。グッとやりやすくなっているのが分かるのではないでしょうか。鼻を真っ直ぐにすると、背骨も真っ直ぐになり、首、肩の凝りやねじれの解消にもつながり、鼻の不調も楽になることでしょう。

美しい鼻筋は、美しい背骨と深く関わっているのです。鏡を見て、時々確かめて下さい。

コラム

百面相で豊かな表情の美人になる

頭がい骨や顎のゆがみだけではなく、筋肉の使い方の偏りも、顔をゆがめる原因の一つです。よく「四十を過ぎたら、自分の顔に責任を持て」という言葉を耳にしますが、正にその通り。長年、積み重なった表情のクセが、そこに現れているからです。

つまり、イライラすることが多い人は、イライラした形で表情筋が鍛えられ、他の表情が見えにくい。また、ニコニコしている人は、そういう表情筋になっているということです。

そこで、一度、やってみていただきたいのは色々な顔の筋肉をフル稼働する「百面相」です。「かわいい赤ちゃんを見ている時の顔」や、「上司に叱られている時の顔」など、想像しながら表情を作ると、自分の表情筋の動きが掴めてきます。すると、使っている筋肉がどこなのかが分かり、作りにくい表情が分かるのではないでしょうか。喜怒哀楽も、バランスが大切です。

「喜ぶことならいくらあってもいい」

と思うかもしれませんが、「宝くじが当たって喜びすぎて心臓発作」なんていう笑い話もあり、嬉しい感情も度が過ぎれば体に毒です。

「怒りはない方がいい」

というのも違います。子どもに危険が及べば、怒るのは動物として当然。怒りを否定するのはかえってアンバランスなのです。

ヨガではバランスが大切なのです。この百面相は、即効性があるものではありません。でも、日頃から自分がどんな表情をしているかを意識すると、それだけでも顔は少しずつ変化してきます。バランスのとれた大人の顔は、見る人への印象も変えるでしょう。

超舌ヨガ

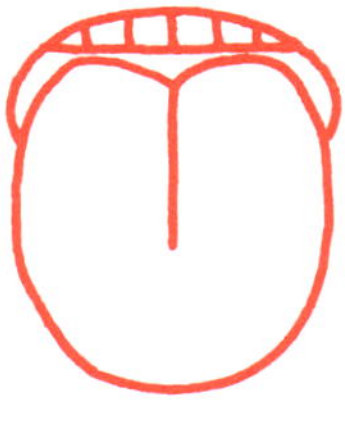

超「あっかんべー」で背中がスッキリする！

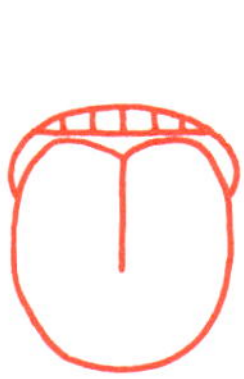

舌は体の中でほんの小さな部分でしかありません。しかし、古くから漢方の世界では健康のバロメーターとして注目されてきました。現在でも、舌診《ぜっしん》といって、その形や色から健康状態を診断する手法が残されています。

舌は脳と関わりが深い部位です。しかし、日常生活の中で、舌を思い切り外に出すことはあまりないのではないでしょうか。子どもの頃には「あっかんべー」なんていう動作をしたことがあったかもしれませんが。

脳は、新しい動作やいつもと違う動作に対して敏感に反応し、活性化します。つまり、日頃していない「舌を出す」という動作は、それだけでも脳を活性化させます。頭をスッキリさせたい時には、ぜひやってみて下さい。

また、80～83ページで紹介しているヨガの「ライオンのポーズ」。このポーズでやる思い切り眼を見開いて、舌を出すという動作は、顔の表情筋にもいい刺激になります。無表情でいると、次第に顔はたるんだり、くすんだりすることもあるでしょう。一日に一回、ライオンのポーズをすることで、脳を活性化できると同時に、顔の筋肉のストレッチにもなります。体の硬さも改善されて、一日を軽やかに過ごすことができると思いますよ。

また、舌は背中ともとても関連があるのです。以前、私の講座の生徒さんの一人は、体がとても硬くて、床に手をつくことができないほどでした。

「体が硬いのは生まれつきだから」

と、諦めていらっしゃいました。しかし、「ライオンのポーズ」をやって思い切り舌を出した後、再び前屈をしてもらったのです。**すると、床にぴったりと手のひらがつくほどに柔らかくなったのです。**

「体が硬いのが悩みだったのに」

なんて言ってびっくりしていました。

また、舌は首の動きにも深く関わっています。

左右に振り向いてみて下さい。左右どちらか振り向きにくいと感じる方を見つけましたか？　たとえば左が振り向きにくいと感じたら、舌を出して、左の頬をなめるようにしながら左を向いてみて下さい。軽く動くことが実感できるのではありませんか？　ほんの小さな動きでも、背骨や首にまで影響を与えてしまう。舌は凄いですね！

舌を動かし、刺激することは、脳……そして、全身を刺激することにつながるのです。

舌ヨガでは、それを練習してみましょう。

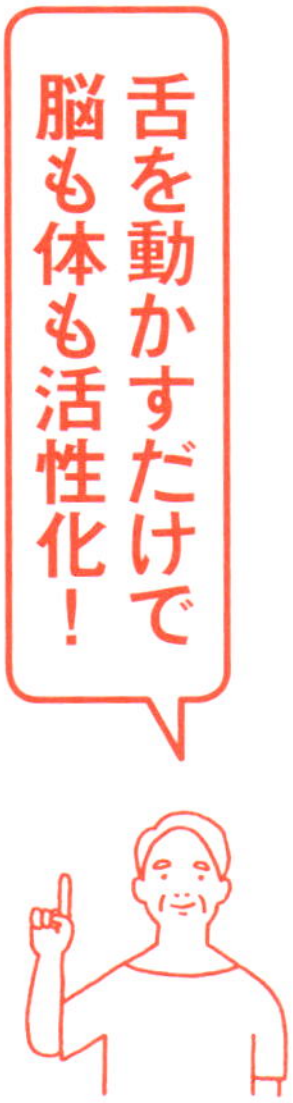

超舌ヨガ

ライオンのポーズ

確かめよ！

「あっかんベー」と思い切り舌を出す動きは、首や背中の動きをスムーズにします。舌は脳の中でも大きなエリアを占めるものです（84ページ参照）。舌を動かすことで、脳を刺激して、日常を超えましょう。

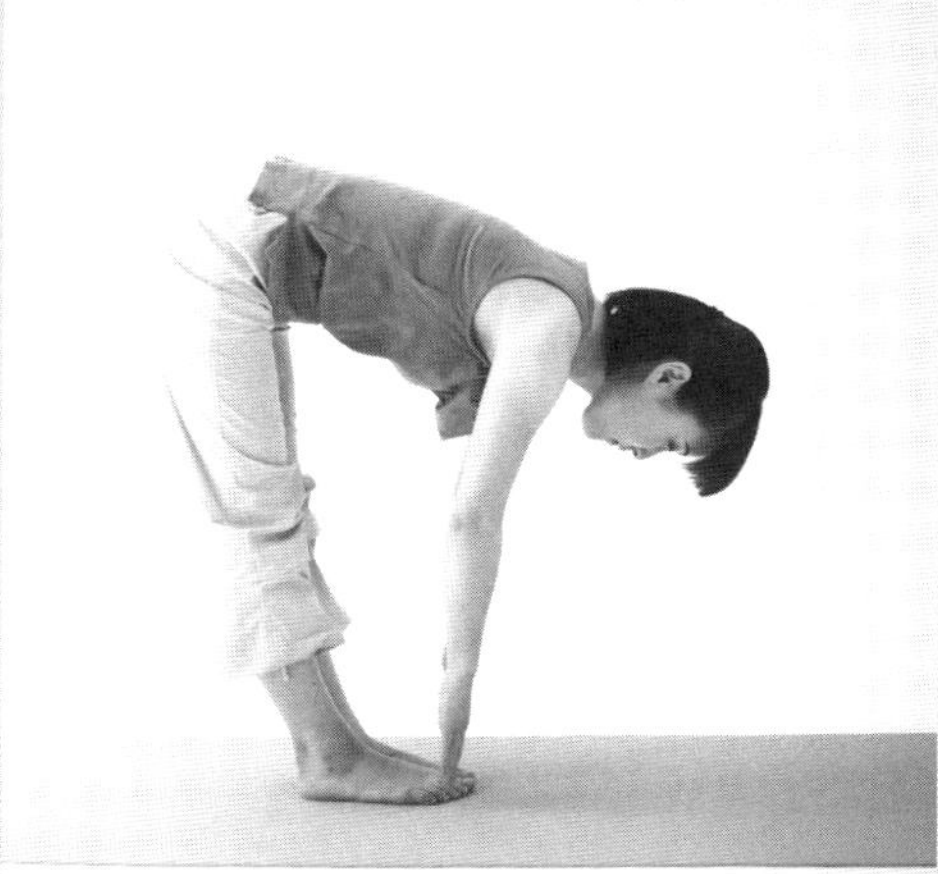

1

立った姿勢のまま、前屈して、自分の体がどこまで曲がるか確かめる。

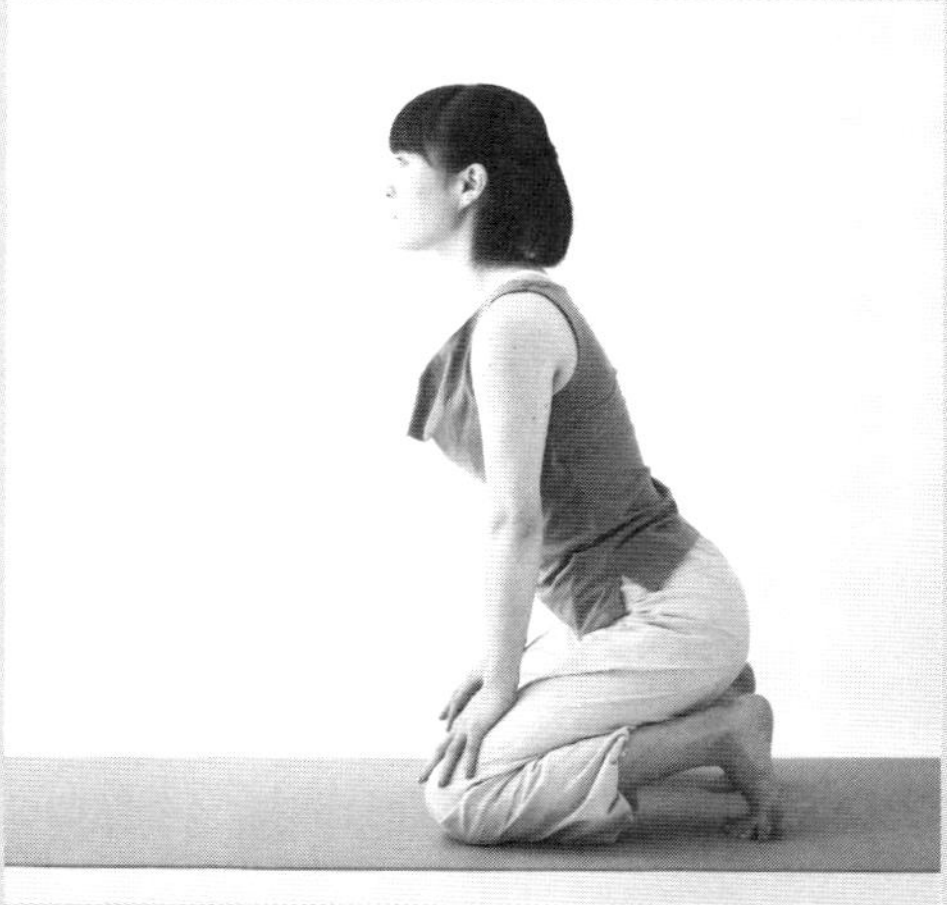

2

ここからはヨガでポピュラーなポーズの一つである「ライオンのポーズ」。座るライオンの姿をイメージしながら、座った姿勢で、膝に手をつき、グッと腰を反らして、首を前に出す。

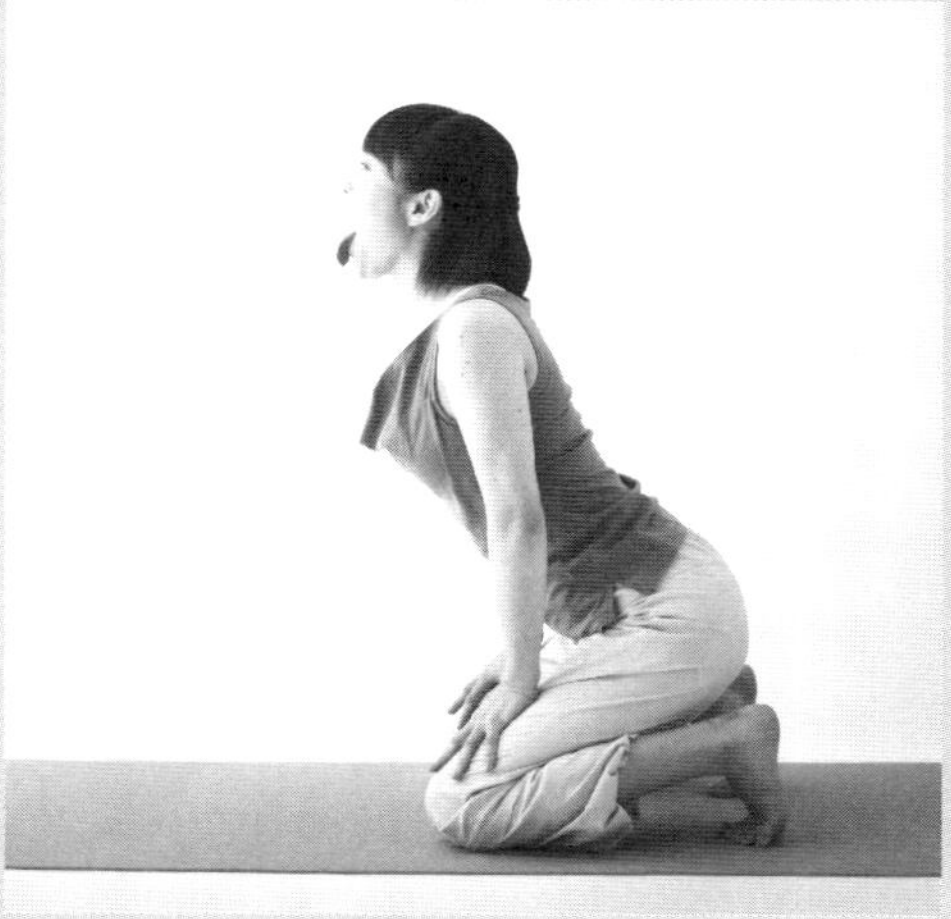

3

舌を前へ突き出してから、顎につくくらい下に向かって伸ばす。

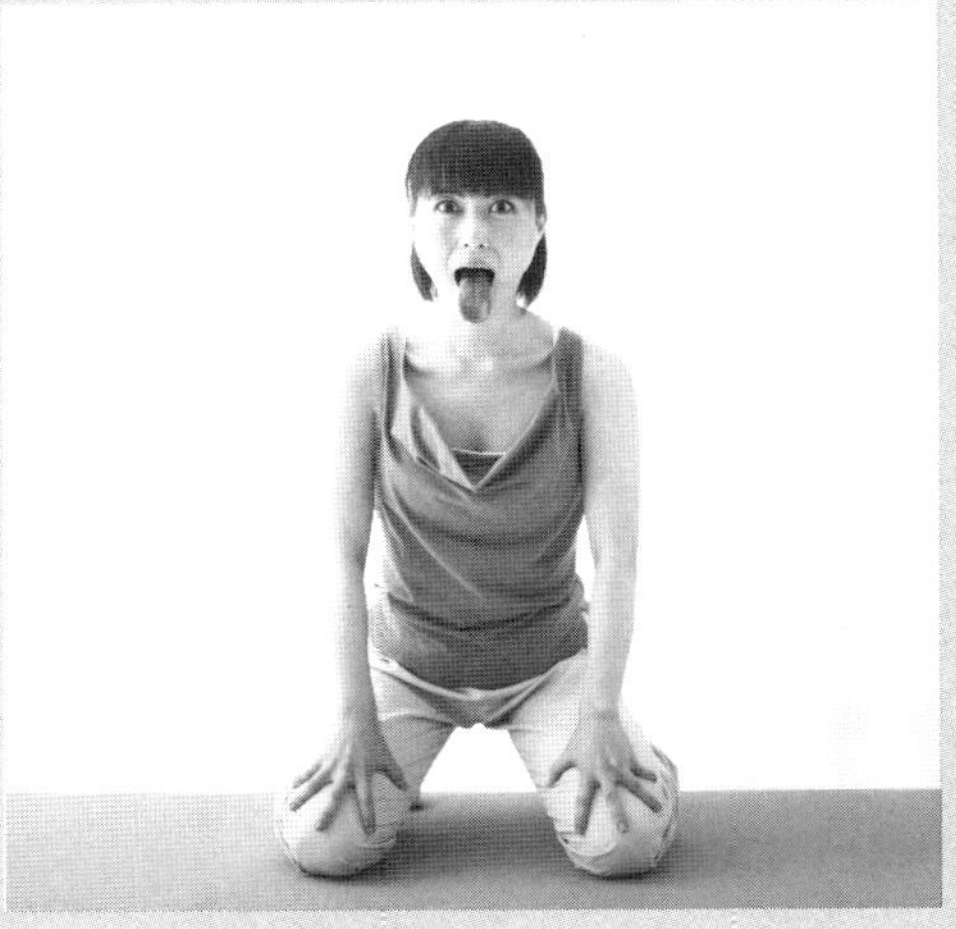

4

そのまま「アーッ」と声を出しながら、強く息を吐く。十秒間、吐き続けたら、息を吸って、再び吐く。三回繰り返し行う。

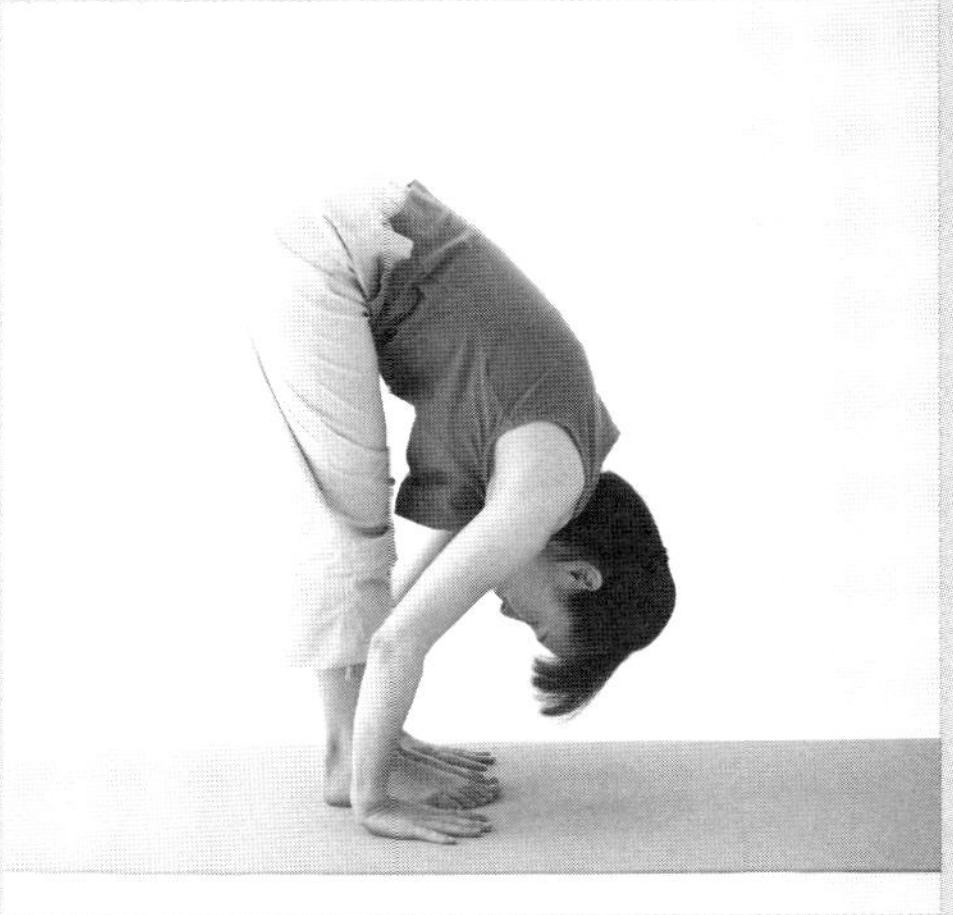

5

もう一度、立ち上がり、前屈をしてみる。

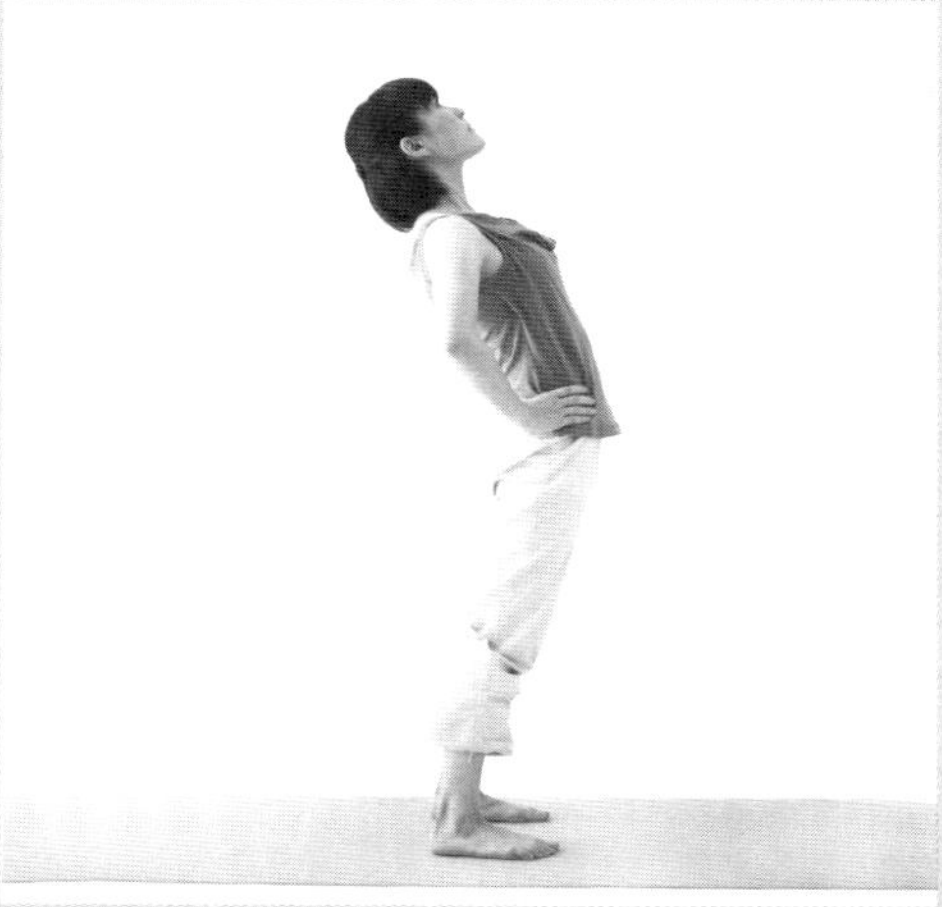

6

二つ目のチェック。立った姿勢で、体を反らしてみる。自分の体がどこまで反るかチェックしてみる。

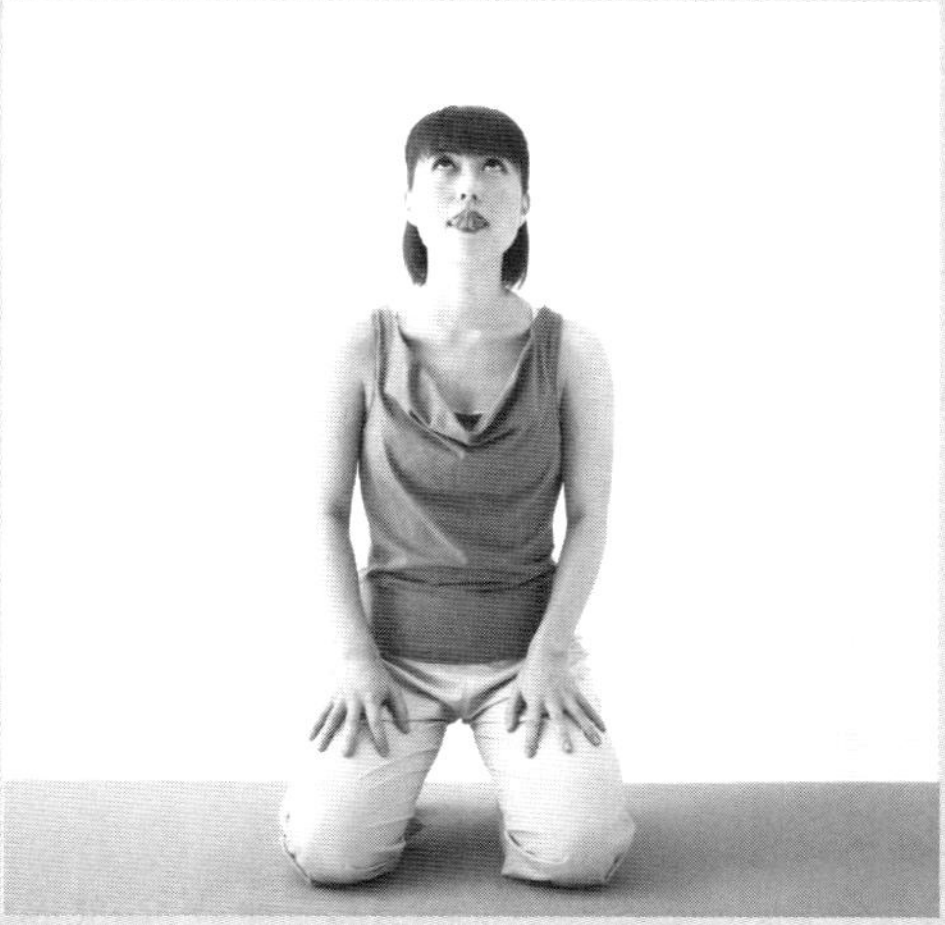

7

今度は、舌の先を鼻につけるような気持ちで上へ伸ばし、息を吐く。十秒間息を吐くことを三回繰り返したら、**6**と同じように体を反ってみる。

舌は脳に直結している！

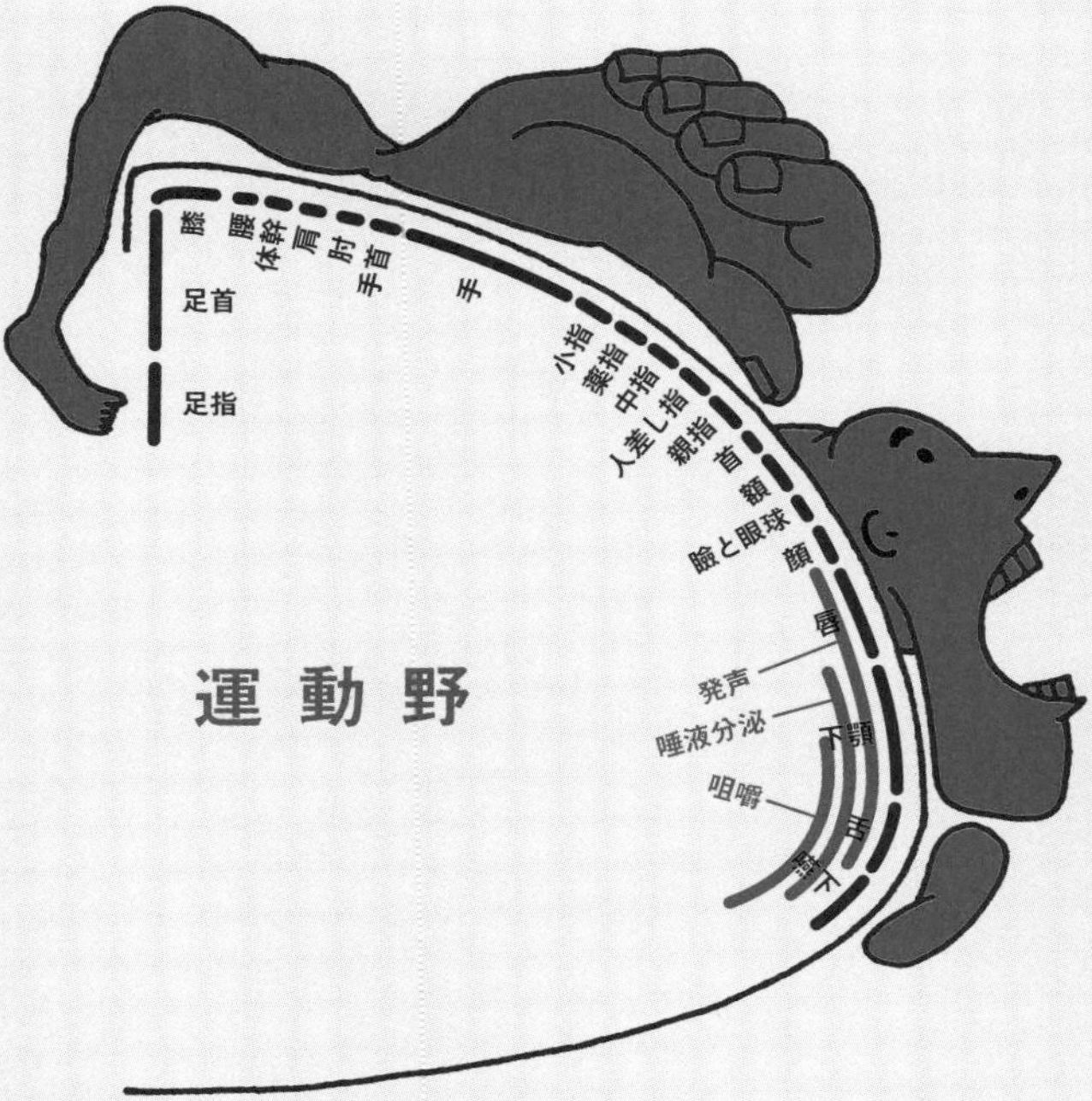

上の図は、ペンフィールド（1891〜1976）の脳地図というものです。脳神経外科医ワイルダー・ペンフィールドが作ったもので、脳の中において、どの部位がどれだけのスペースを持っているかが分かるようになっています。

この図を見ると、背中は実際は面積が広いのにあまりなくて、手や唇、舌は脳の大きなスペースを占めていることが分かります。それだけ、舌はさまざまな機能を持っているということです。

舌の機能としては、まず味覚。味の甘さ、辛さ、苦さなどを判断し、体にとって有益かどうかを決める大切な役割です。

そして、触覚。たとえば、魚を食べている時、小骨を見つけて、

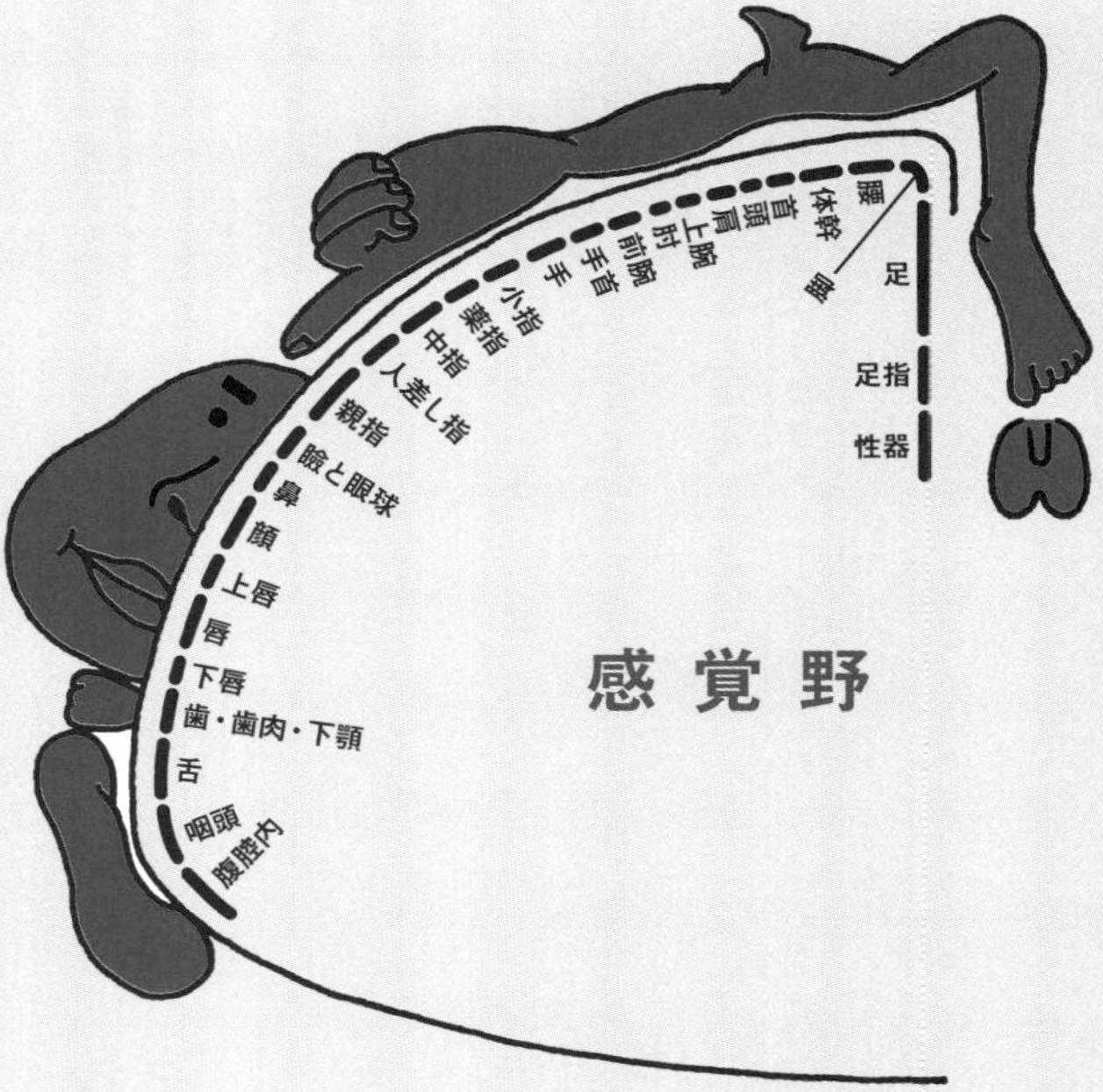

口の外へと出した経験は、誰でもあるでしょう。わずかなものでも感知して、器用に取り出すことは、舌でなければできません。口に入るものを選別する力は、命を守る力でもあります。

　そして、話すこともまた、舌の大きな役割の一つです。言葉を話すということは、他の霊長類にはないヒトだけの機能です。そしてそれは、舌が器用に動くことによって実現できています。

　舌を動かすことが少なければ、それだけ脳を使うことも少ないということです。舌ヨガでしっかり舌を動かし、動かなかった部位を動かせば、脳はイキイキとしてきます。一説には脳の血流が30%～70%も増すので、認知症の予防にも役立つとされています。

コラム

鼻の周りには重要なツボが集まっている

鼻の周辺には、たくさんのツボがあります。その中には、顔にリフトアップ効果をもたらしたり、眼圧を下げたりする働きのものがあります。

白内障を患っていたり、手術をした方は、このヨガは避けて下さい。

まずは眼の硬さや張り具合をチェックします。閉じた瞼の上から触れても、眼が凝っている時は、ゴリゴリと硬い感触があります。

続いて、両手の人差し指と中指を並べて、小鼻の両脇に置きます。その状態で、人差し指が触れる頬骨を上へ押しながら息を吐いて下さい。眼圧の高くなっている人ほど、このツボには痛みを感じます。

一か所につき十回、息を吐きながら押し上げ、次第に耳の方へと人差し指を移動していきます。四か所ほどに分けて押してみると、痛みを感じる部分があるかもしれません。痛いと感じたところを重点的に押してみましょう。

押し終わったら、再び、瞼の上から眼を触ってみて下さい。少し、柔らかくなっているのが分かるのではないでしょうか。

鼻炎などのつらさも、軽減するはずです。

超肩ヨガ

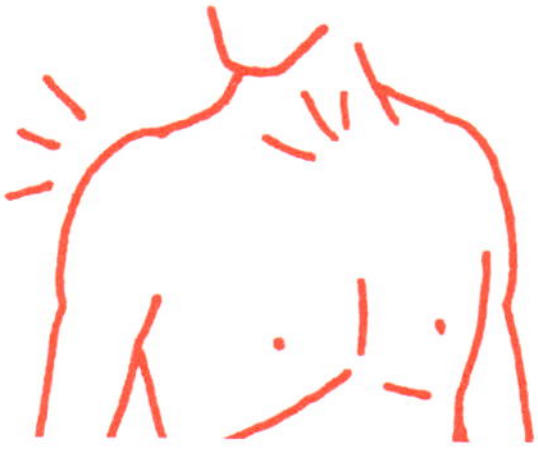

超 椅子に座ったままで肩こりを根本から解決する！

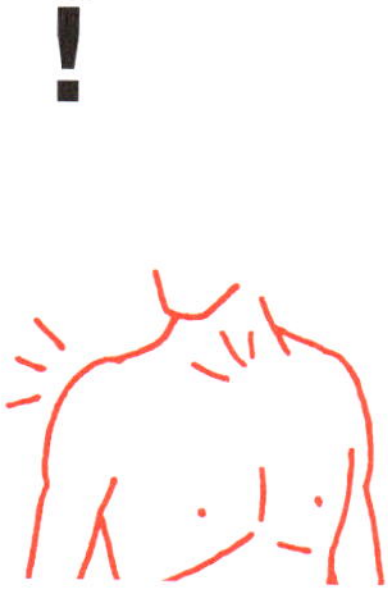

「肩こりに悩んでいるんです」という方は、私の講座の生徒さんにもたくさんいらっしゃいます。しかし、同時に、

「仕方ないですよね」

「大したことではないですよね」

と考えている方も多いように感じます。

しかし、肩が凝っているということは、その上にある首や頭への血流も滞るということ。頭がぼんやりしたり、集中力が続かないという問題もあります。

肩こりの原因はというと、日常生活の姿勢にあります。背中を丸めてじーっとパソコンをすることが多いデスクワークでは、肩を全く動かすことなく、手先だけを動かしています。また、スマートフォンの操作でも、片手を動かさないようにしっかりホールドしています。つまり、腕を真っ直ぐ上に伸ばすことも、腕を捻じることも日常生活の中ではありません。そうなると、肩を動かす肩甲骨は本来の機能を発揮することなく、固まってしまうのです。

肩が凝っているという時の対処法として、みなさんは何をしていますか？　肩そのものに手を当てて、グリグリと押したり、揉んだりしている人の姿をよく見かけますが、それは原因の解決にはならないので、なかなか良くはならないです。
たとえば、手を肩先に添えて、肘の先で体の横に円を描きながら、ふーっと息を吐いてみて下さい。肩甲骨をぐるぐると回すだけでも肩と背中の凝りがほぐれて一気に肩が軽くなり、胸も開いて呼吸が深くなります。「押す」「揉む」よりも「動かす」方が、肩こりにはいいのです。
これから紹介する肩ヨガでは、呼吸と共に、偏った肩の使い方をリセットします。普段はあまりしない腕や肩の動きによって、肩をほぐしていきましょう。腕には利き腕というものがあります。左右均等に使っているように思っても、やはり体のクセによって、どちらかの腕がより緊張していることがあるものです。その左右差を見極めて、肩を正しい位置に戻して、胸を広げるだけで、肩こりはもちろん、頭もスッキリしてくるはずです。

これは、オフィスの椅子に座った姿勢のままでも行うことができる簡単なヨガです。たった数分のケアでほぐれて軽くなることを実感して下さい。

肩を正しい位置に戻せば
集中力もアップして気持ちもスッキリ！

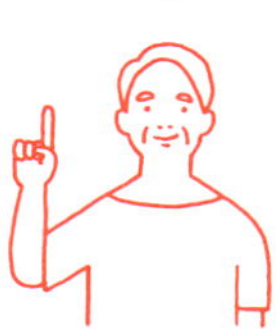

超肩ヨガ
腕ねじりストレッチ

確かめよ!

体の使い方には、どんな人にもクセがあります。
左右差を見極めて、気持ちよく腕を伸ばすだけで、
しつこい肩こりとの付き合い方が分かってきます。
毎日のクセを超えていきましょう。

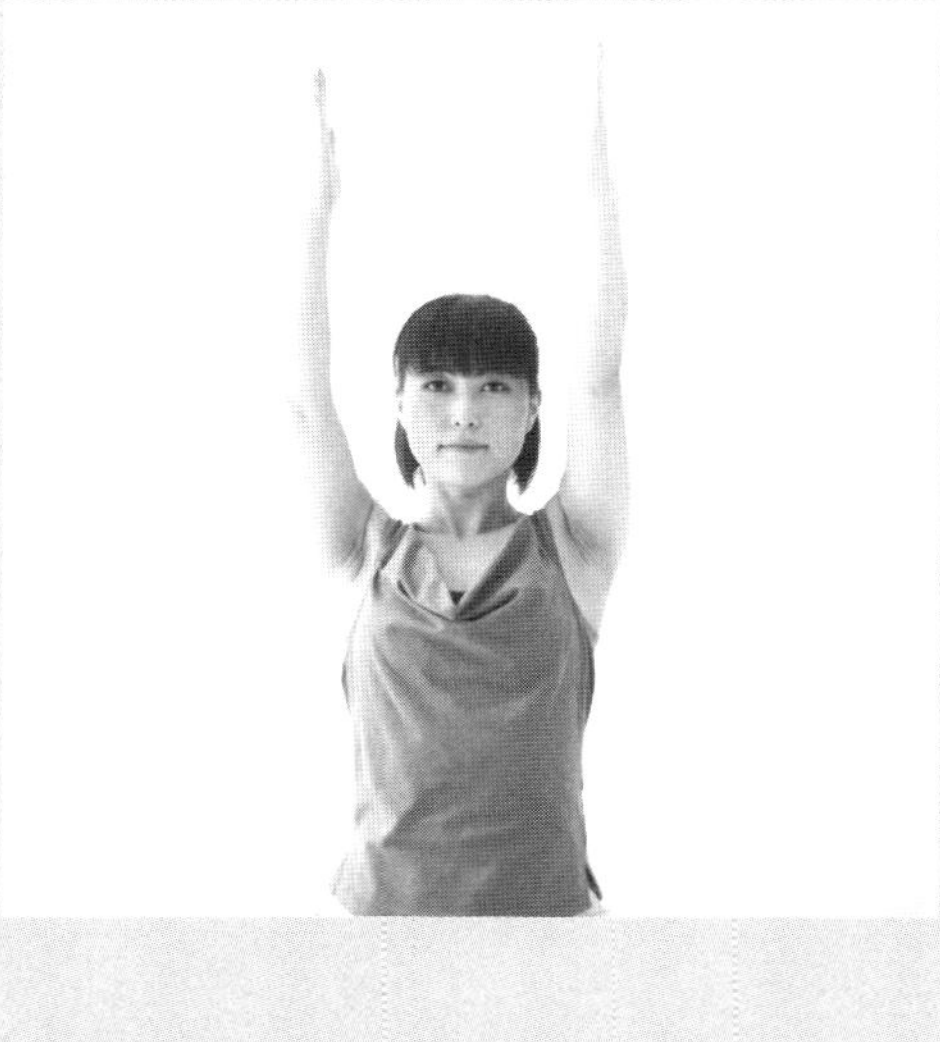

1

腕を上げて、頭の上で両手を合わせ、左右どちらが伸びにくいか、利き腕をチェック（写真は右腕が伸びにくい）。

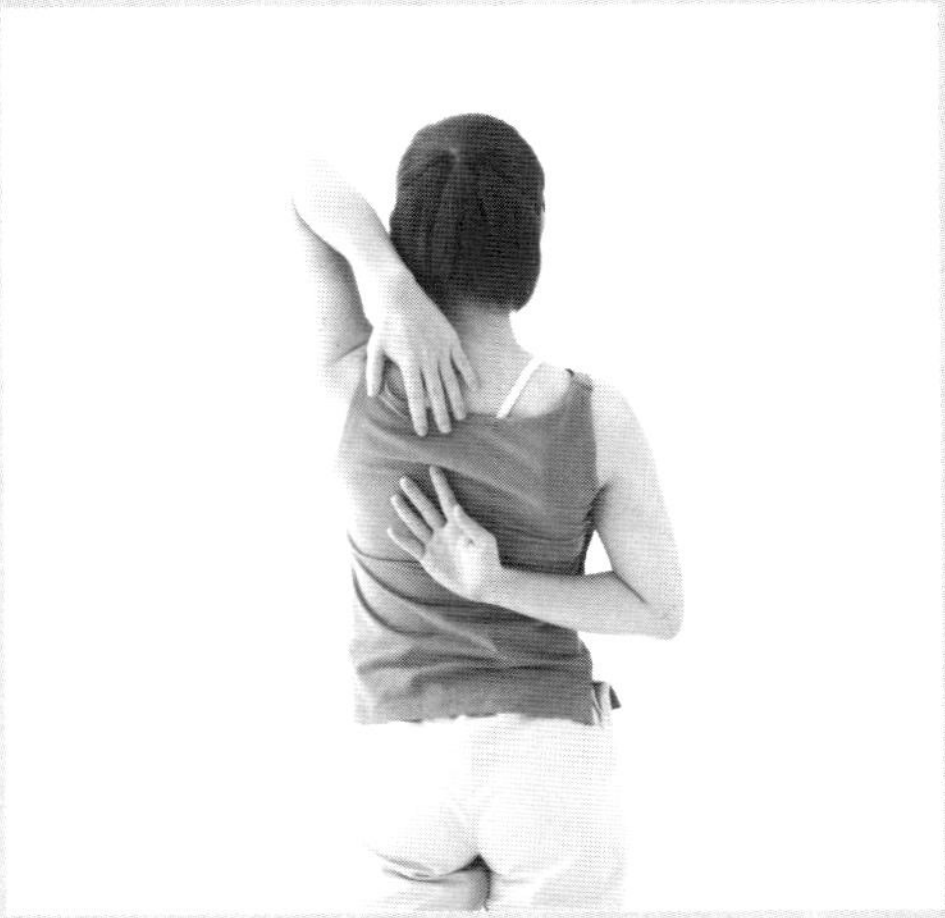

2

今度は、左腕を上から、右腕を下から伸ばし、背中の真ん中で手を合わせる。反対の腕でもやって、どちらがやりにくいかチェック。

3

伸びにくいと感じた方の腕を、外側に向けてグッと捻じる。そのまま強く息を吐きながら、上へ向かって伸ばし、息を吐き、ゆるめて吸う動作を四回。

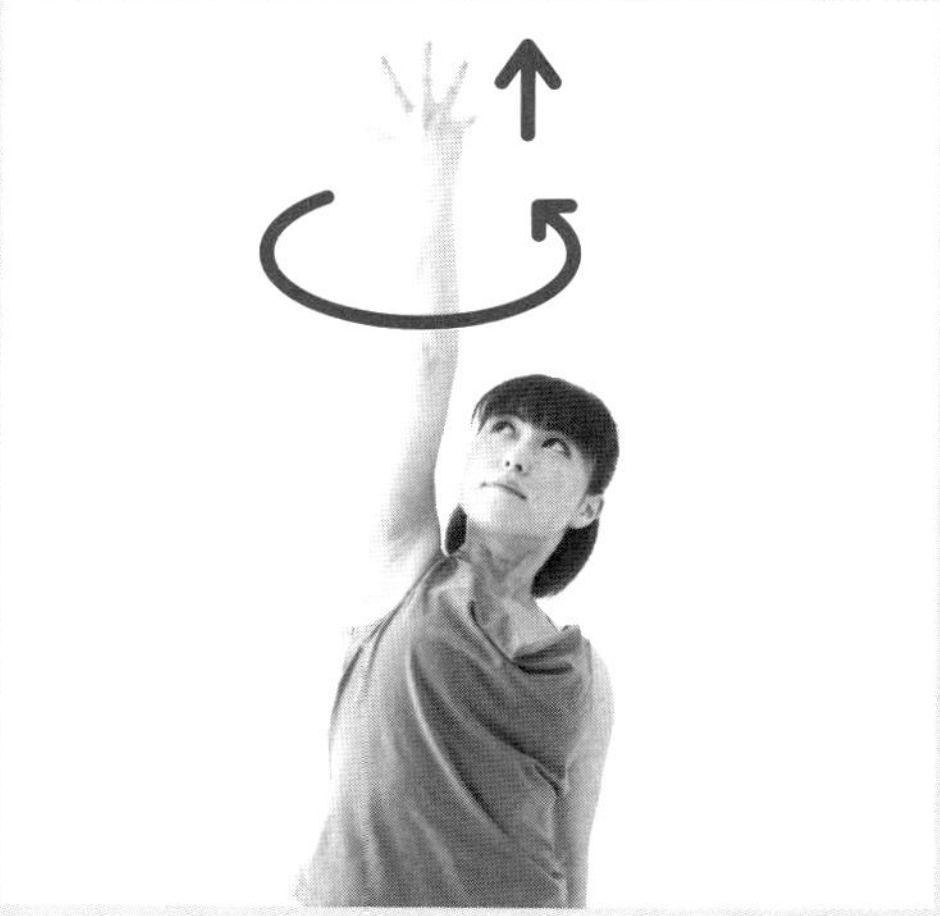

4

今度は内側に向けて捻じり、
更に息を吐きながら伸ばす。
左右、前後に、腕を捻じり
ながら伸ばし、息を吐ききる。親指側へ捻じるのを内ねじりという。

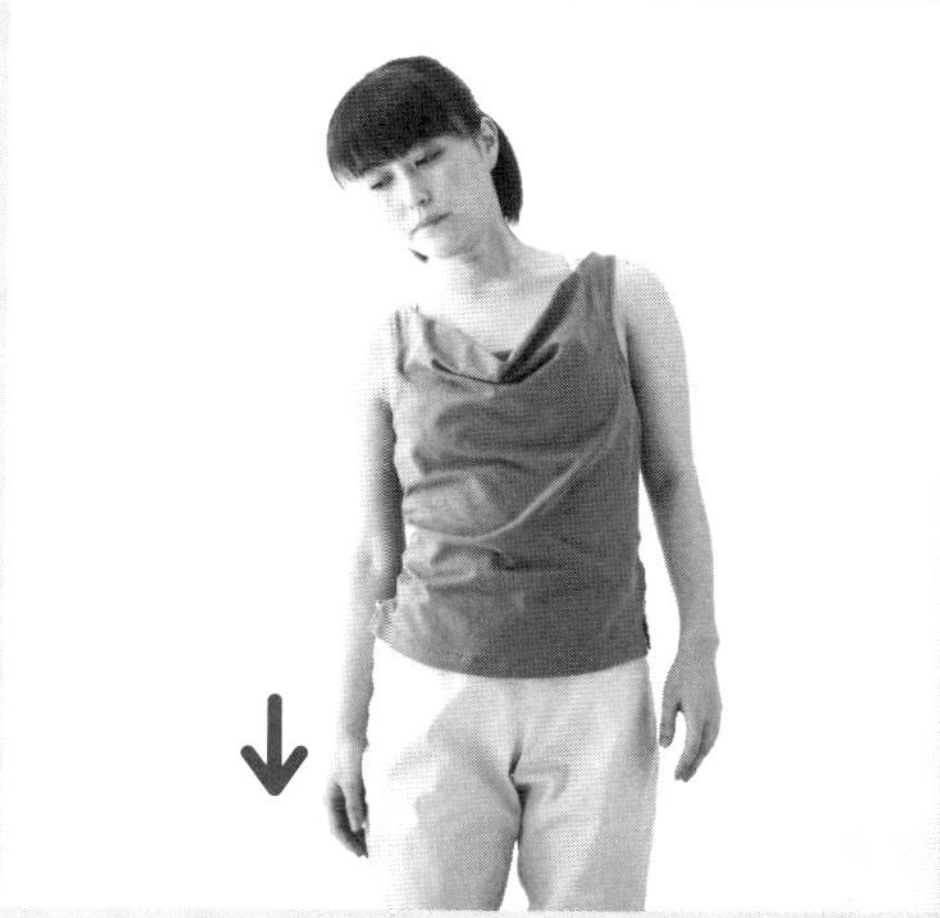

5

ストンと力を抜く。

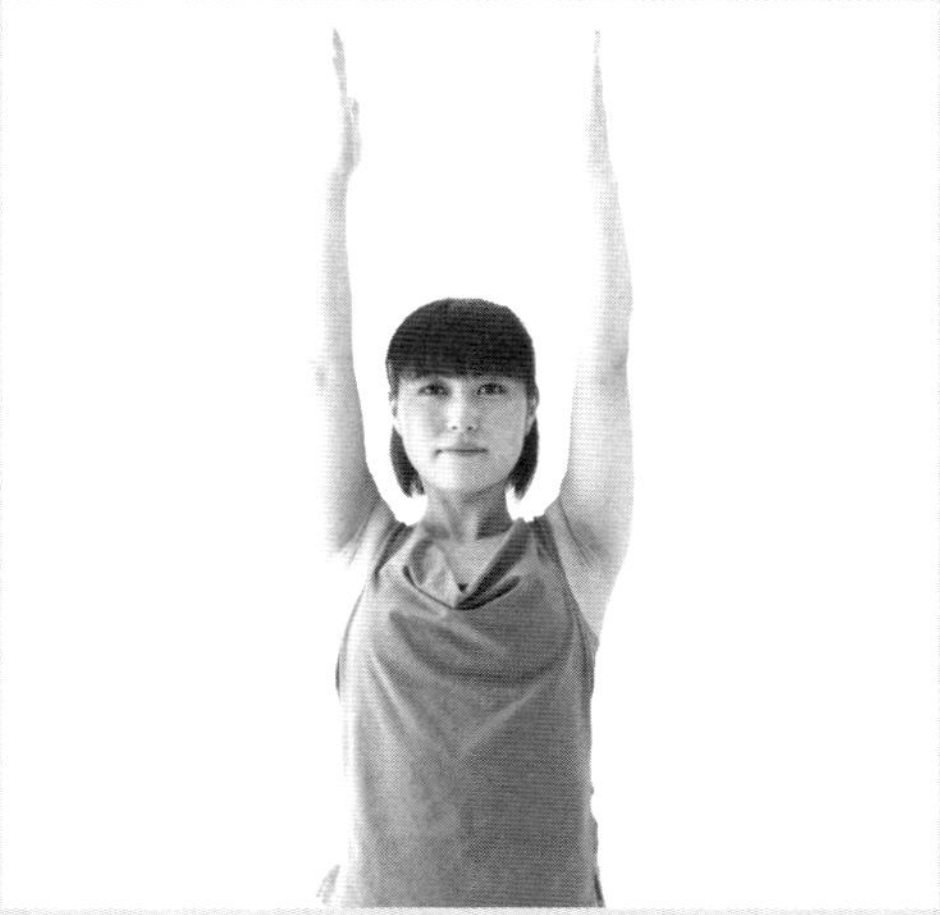

6

腕を上に伸ばして左右差をチェック。左右差がなくなっているのが分かる。

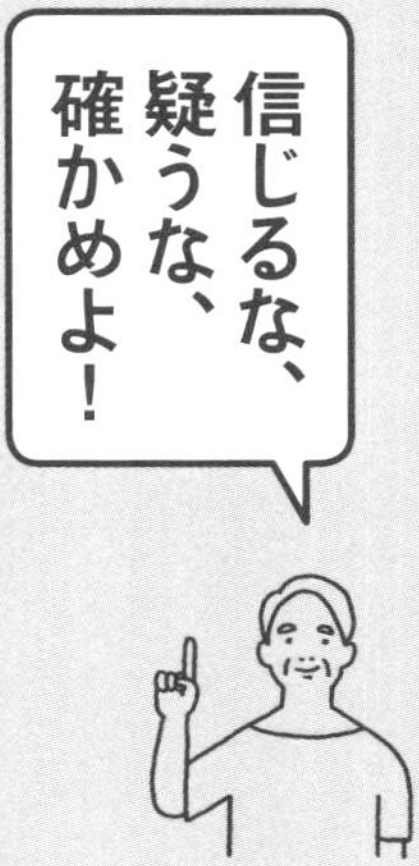

オフィスでできる肩こり解消ヨガ

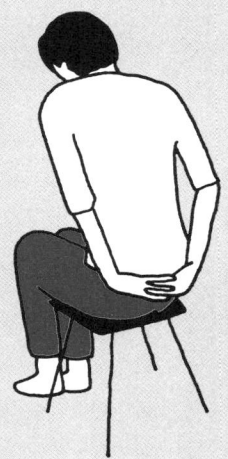

椅子に座り（背もたれがある場合は離れて）、両手を後ろで組む。その姿勢で息を吸う。

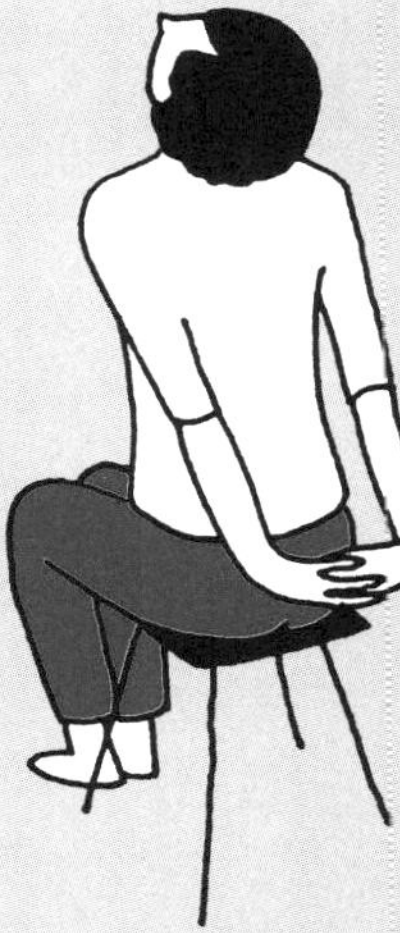

息を吐きながら組んだ両手を後ろに伸ばし、胸を突き出し、顔を上げる。

猫背もまた、肩甲骨の動きを鈍らせています。肩を前に出し、胸を縮めた姿勢で長時間座り込んでいる人も多いのではないでしょうか。すると、首が前に出ることで、肩に首の重さが過剰にかかる上、胸が縮んで呼吸も浅くなります。

　そこで、肩を正しい位置に戻して、胸を広げる呼吸法をやってみましょう。

　両手を後ろに回して腰のあたりで組みます。そのまま腕を後ろに向かって伸ばしながら、胸を反らしていきます。胸の真ん中が天井を向くように、グーッと反らしながら、背中にある左右の肩甲骨をくっつけるようなイメージで。

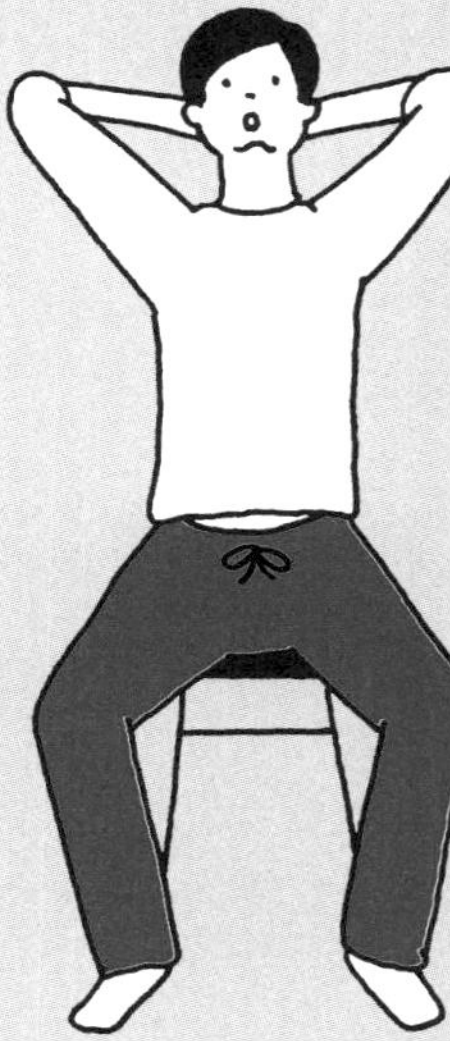

椅子に座り（背もたれがある場合は離れて）、両手を頭の後ろで組んで、息を吸いながら胸を反らす。

息を吐きながら体を丸め、両肘を閉じて首の後ろを伸ばす。ゆっくりと息を吐ききる。

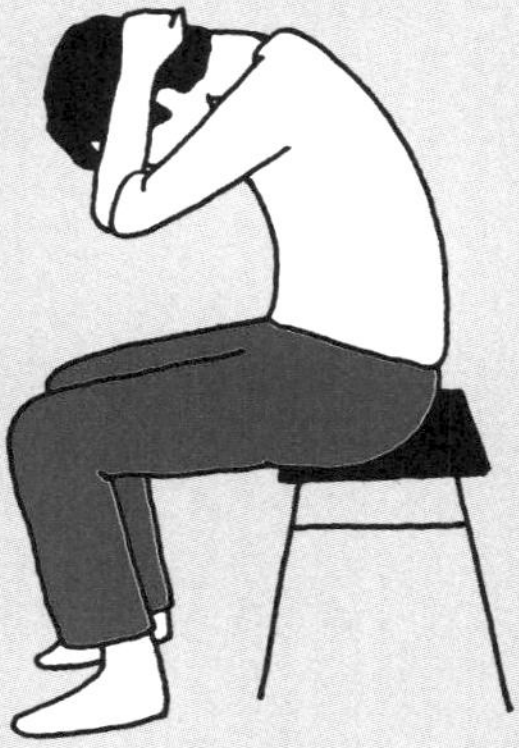

その姿勢のまま、呼吸を繰り返しましょう。胸がじわじわと広がって、呼吸が次第に深くなってくるのが感じられるはずです。

ヨガでは、胸の部分に感情のセンサーにあたる「チャクラ」があると考えられています。その部分が縮んだままだと、さまざまな物事に対する感受性が鈍ってしまいます。胸を大きく開き、深い呼吸をすることで、肩こりを解消するだけでなく、チャクラを開いて、心もほぐすことができるのです。

コラム

人にやってあげると効果が分かる

ちょうど、東日本大震災から2か月ほど経った頃のことです。

私はボランティアとして東北の被災地に赴きました。元気な方はそれぞれのお仕事に出かけたり、がれきの撤去に出かけたりしていて、体の具合が悪いお年寄りだけが、避難場所の体育館に残っていました。

そこにいらしたお年寄りの中に、脳こうそくを患い、首が回らず、口も閉まらないといった方がいました。そんな方にまさか、ヨガのポーズをとらせることはできません。そこで私は、そのお年寄りの手を取って、指ヨガをさせていただきました。手を取ると、とても硬くなっていたのを覚えています。背骨の関連部位である中指をしっかりとほぐし、手のひら全体も伸ばしてストレッチ。
「息をしっかり吐いて下さい」と、呼吸のアドバイスをしながら行っていたところ、手のひらが柔らかさを取り戻し、節が硬くなっていた中指もほぐれてきました。手が柔らかくなってきたところで、「首を回してみて下さい」と言いました。お年寄りは、恐る恐るといった様子で首を回しました。先ほどまで横を向くこともできなかったその方が、斜め後ろまで振り向くことができたのです。
「あれ？　動きますよ」

と、動かしたご自身がとても驚いている様子でした。

自分でやるのはもちろん、人にやってあげても、効果は期待できます。動くことが難しい寝たきりの方などを対象に、介護の現場でも指ヨガは取り入れられています。

超胸ヨガ

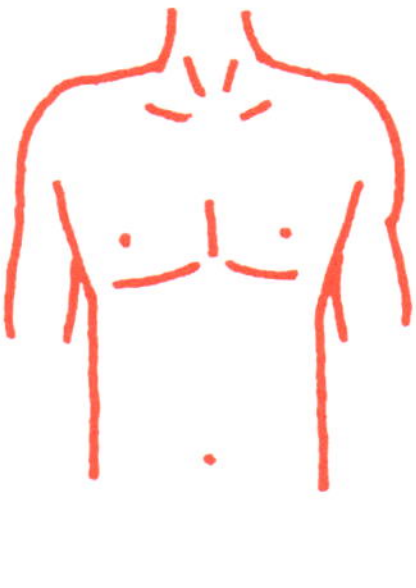

超 デコルテ（首から胸元）をほぐすと呼吸が深くなる！

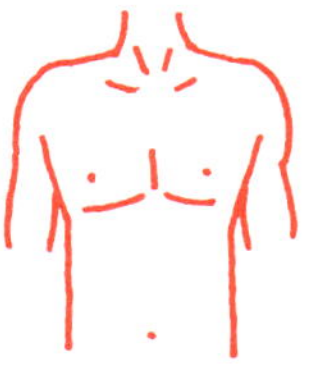

うつむきがちで、胸を縮めて背中を丸めて歩いている人を見ると、

「暗い人だな」

という印象を受けることはありませんか？

それもそのはず。ヨガでは、体にチャクラという気が集まる場所があり、胸には「幸福」を感じ取るチャクラがあると考えられています。これが狭く閉じてしまうと、幸せに対する感度が下がってしまうのです。

もちろん、それだけではありません。胸が縮んでいれば、自然と呼吸が浅くなります。呼吸が浅くなれば、体の中の血、気、水の巡りが滞ってしまい、顔色も暗くなるし、体調も悪くなってしまうでしょう。

「何だか調子が出ない……」

なんて思っている時、あなたの姿勢は胸を縮めたものになってしまっているのかもしれません。

私の講座を受講する生徒さんたちの中にも、そんな風に胸を縮めている方がいました。

しかし、胸を広げるヨガをして、呼吸が深くなってくると、見る見るうちに顔色が良くな

り、表情も明るくなってきます。レッスンが終わる頃には、最初に入ってきた時とは印象が変わり、笑顔で、

「何だか気分がスッキリしました」と帰っていかれます。

姿勢はもちろん、心にまで影響を与えているのが、胸なのです。

また、首から鎖骨にかけてのデコルテは、女性らしい美しさの大切な要素であるといわれています。このデコルテが縮んでいれば、胸は開かないし、顔の印象も暗くなり、老けて見えてしまうかもしれません。

この胸ヨガでは、胸を広げる「魚のポーズ」をご紹介します。このポーズはヨガ経験者にとって有名なポーズの一つで、胸からデコルテにかけてのラインを伸ばしていきます。しかし、いきなりやっても上手にはできないかもしれません。そこで、日常、オフィスでも取り入れることができる「デコルテプッシュ」というポーズもあわせてご紹介していきます。

実際にやってみると、体が変化することが分かると思います。

胸を広げて、堂々としている姿は、それだけで明るく美しいものです。心も明るく晴れ晴れとしますよ。

広がった胸で幸福感度もアップする！

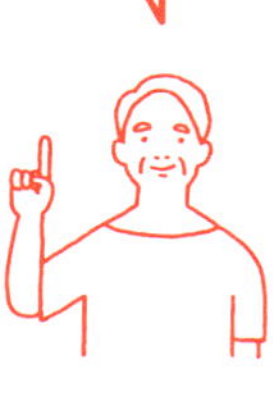

超胸ヨガ

魚のポーズ&デコルテプッシュ

確かめよ!

あおむけの魚をイメージしたヨガ。「魚のポーズ」は、縮みがちな胸の筋肉を大きく伸ばし、呼吸を深くします。胸の強張りをほぐして、深い呼吸をすることで、体の疲れを超えていけます。

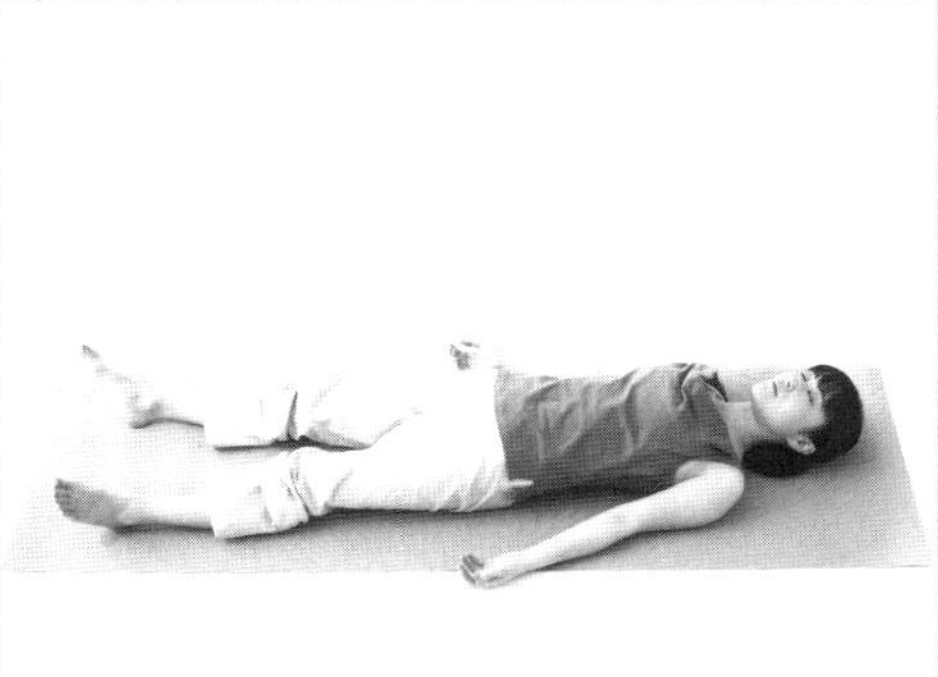

1

あおむけになる。ヨガの「魚のポーズ」を行います。あおむけに浮かぶ魚の姿をイメージして下さい。

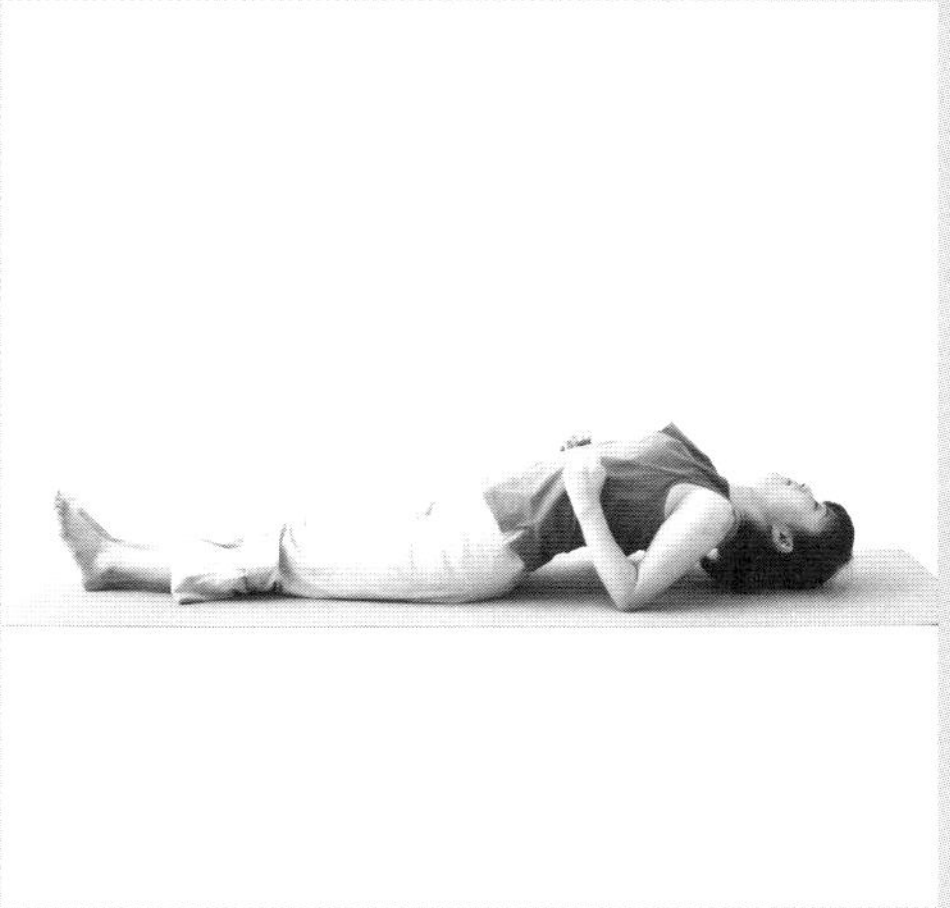

2

曲げた肘、頭、お尻の三点で体を支える。息を吐きながら、グーッと胸を反らす。上向きになった魚のような形をイメージしながら、胸郭を広げる。

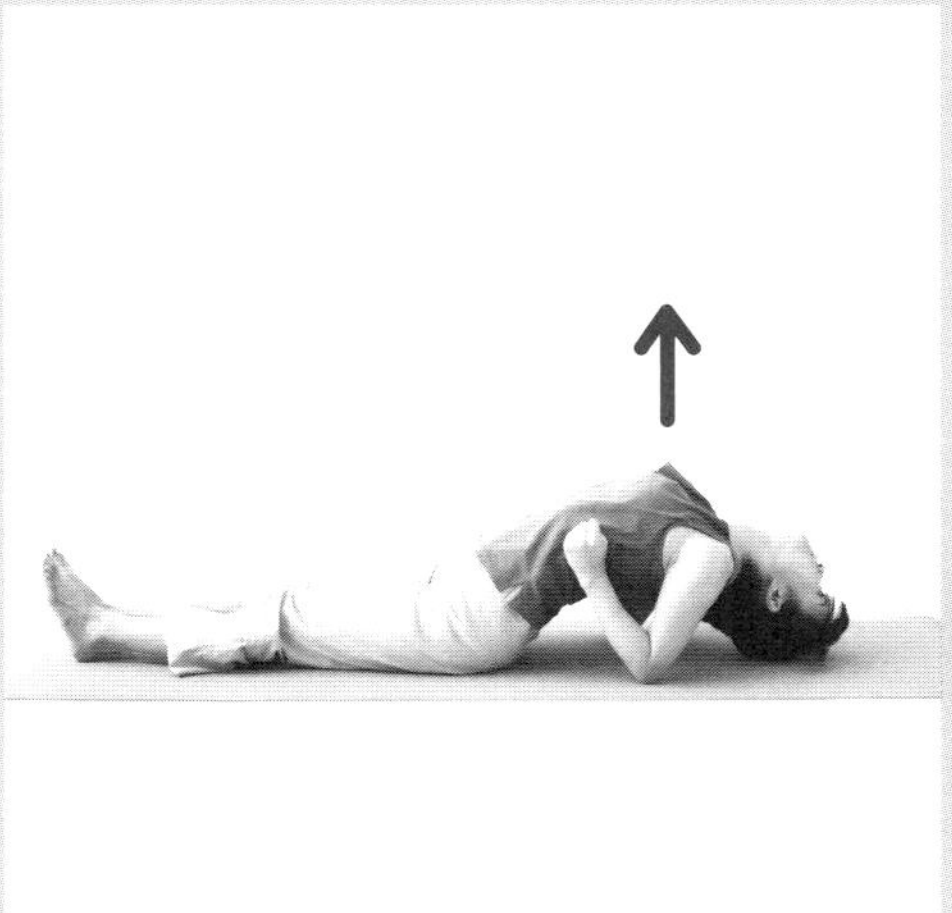

3

力任せに反るのではなく、ゆっくりと三段階ぐらいに分けながら、少しずつ反らし、反る途中で、詰まっているような感覚があったら、そこに意識を向けながら、ゆっくりと深い呼吸を繰り返す。

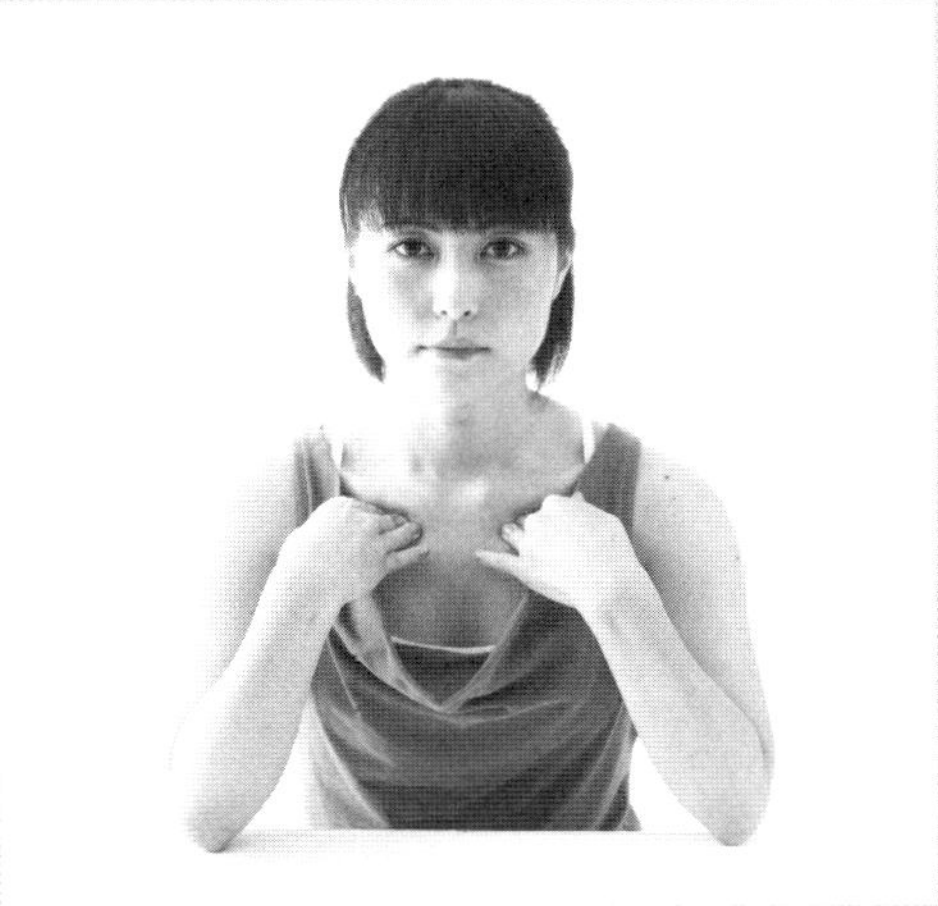

4

「デコルテプッシュ」を行う。人差し指や中指、薬指を鎖骨下の肋骨の間に当てる。

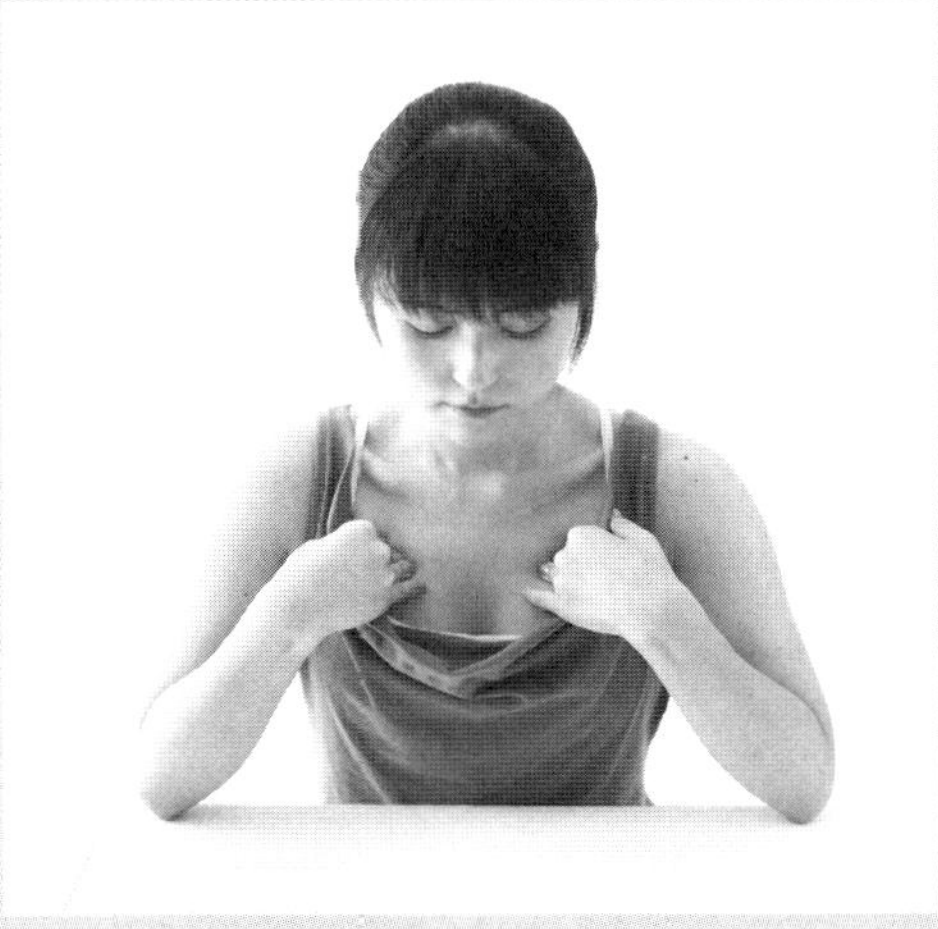

5

グッと前に体重をかけて、肋骨の間を押しながら、ゆっくりと呼吸を繰り返す。

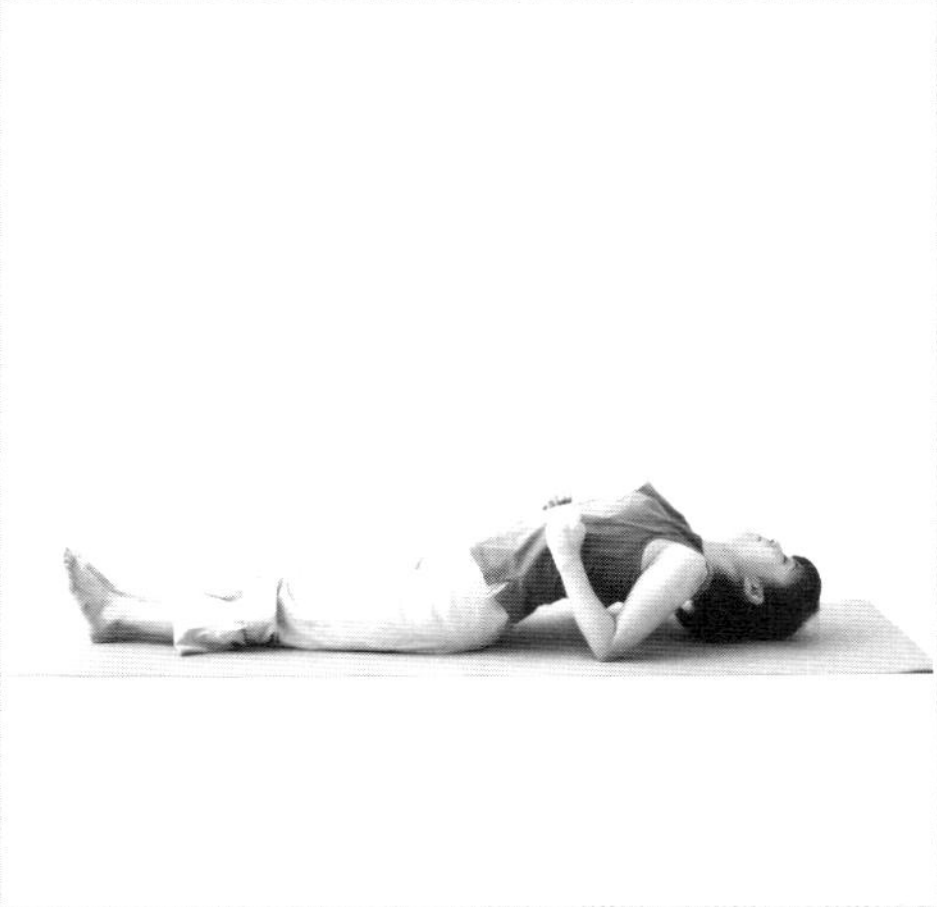

6

もう一度、魚のポーズをやってみる。前と比べて胸がほぐれているのが実感できる。

足の甲から胸を整える

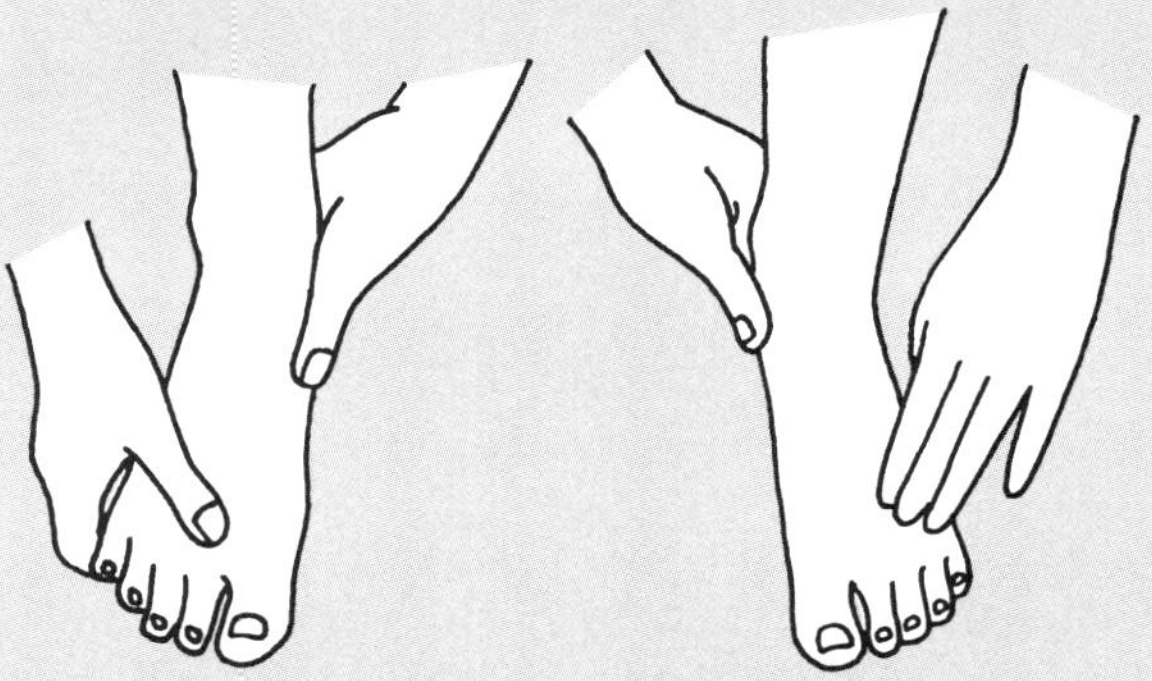

足の甲にある骨と骨の間を触って、
凝っていると感じたところを、息
を吐きながら丁寧にほぐしていく。

胸を広げるためには、胸の筋肉の柔らかさが大切です。肋骨と肋骨の間には、たくさんの筋肉があり、胸を縮めていると、それらの筋肉も凝って固まってしまいます。

反らすことで少しずつ柔らかくなってきますが、更に肋骨の間をほぐしていくために、足の甲に注目して下さい。

足の甲は、肋骨の反射区とされています。実際に足を両手で触ってみて下さい。足の甲にある骨と骨の間を触ってみて、凝っていると感じたところを、息を吐きながら丁寧にほぐしていきます。左右で比べてみても、差があると思います。

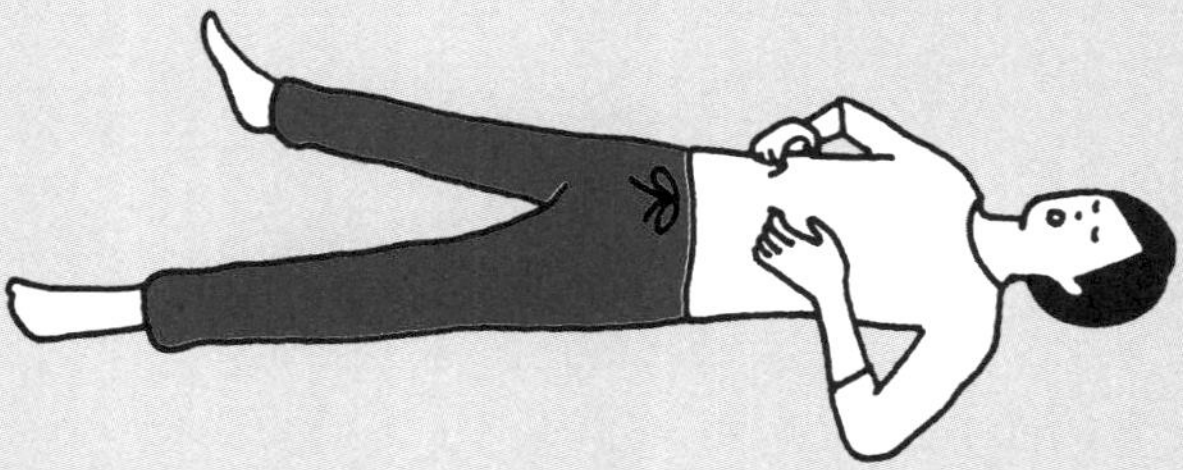

あおむけになり、手を肋骨に当てる。骨と骨の間で凝っているところがあったら、息を吐きながらほぐす。

足の甲を押す時の力加減は、「痛気持ちいい」くらいの強さがいいでしょう。特に痛いポイントは重点的に行いましょう。

深く息を吐きながら、ゆっくりと足の甲をほぐしていると、足先が温かくなってくるのが感じられるはずです。そして、足をほぐすことによって、上半身がほぐれてくることが実感できるでしょう。

更に、横になった姿勢で、肋骨の間の部分を、手でほぐしてみて下さい。左右同時にやってみると、どちらか一方がとても凝っていることに気付くかもしれません。息を吐きながら丁寧にほぐしていきましょう。

コラム

無理せず無駄せず続ける

講座を開いていると、

「先生、そのポーズは何秒やればいいですか？」

「腕は何回回せばいいですか？」

などと聞かれることがよくあります。そんな時、私は、

「自分で気持ちいいと感じるくらいやってみて下さい」

と答えます。すると、首を傾げる生徒さんも多くいらっしゃいます。しかし、人それぞれに体は違うから、一概に「何回、何秒やれば効く」とは言えないのです。


日常の動作の中にはさまざまなクセがあるでしょう。また、仕事によってついてしまう体のクセもあります。しかし、自分にどんなクセがあるのか知らない人もとても多いのです。

私はよく授業で生徒さんに、

「右に体を捻じるのと、左に体を捻じるのでは、どっちが楽ですか？」

などといった質問をするのですが、分からない方もいらっしゃいます。その中には、明らかに左側が凝っているのに自覚がないという人も多いのです。そこで、ゆっくりと呼吸をしながらやっているうちに、「あ、こっちがやりにくいですね」と気付くことがあります。そこで、「やりにくい方を多めにやって下さい」とアドバイスをします。そうすれば、無理なポーズをして、体を痛める心配もありません。よく、沖正弘師が、「無理するな、無駄するな、続けよ」ということをおっしゃっていました。痛いことを無理にするのではなく、自分の体が欲しているポーズをとること。そのためにはまず、自分の体を知ることが大切だということですね。

超背ヨガ

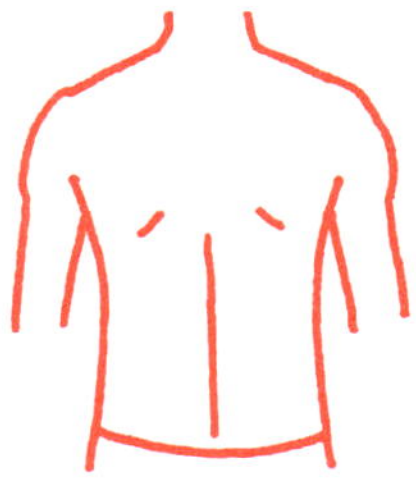

超 ゆらゆら揺らすだけで背骨が整ってリラックスする！

背骨には、全身につながる神経が走っています。そのため、背骨がゆがんだり、縮んだりしていることによって、体のさまざまな部分に影響が出ます。特に、自律神経に関わる不調には、背骨を整えることが有効です。

とはいえ、背中を自分でケアすることは難しいですよね。そこで取り組んで欲しいのが、背ヨガの「背骨ゆらし」です。

この背骨ゆらしの動きはシンプルで、背骨に意識を向けて、背中の凝りをほぐすように、波うつようにゆらゆらと体を揺らすというもの。**パワーヨガのように、筋肉を使ってドンとポーズをとるものとは違い、むしろ体の力を抜いて、自分の体の内側に意識を向けるものです。**

こうした動作は、日本では奈良時代から行われていたといいます。「お蚕《かいこ》」という言葉で表現されていたようで、それは蚕の動きに似ているからだと思われます。そして、この「お蚕」が、体の不調をとり、心の疲れもとるとして、長らく行われてきました。

私の教室で背骨ゆらしを行う時は、よく、リラクゼーションの音楽をかけます。ヨガを受講される生徒さんの中には、クラシック音楽や、民族音楽などをかけて行う人もいるよ

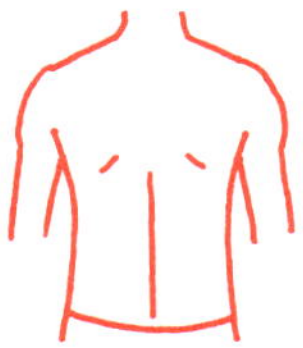

うです。この背骨ゆらしは、頭の中を空っぽにして行う、いわば瞑想の一種だと考えて下さい。ですからやはり、ポップスやロックなどの音楽では、なかなか頭は空にできないかもしれませんね。

実際に教室で背骨ゆらしを行うと、みなさん、実にさまざまな動きをされます。大きく頭を振られる方や、後ろに反る方、左に体を傾けたり、腕を上げたり、首を回したり……と、それぞれに自分の体に合った動きを探っています。「こうすれば正解」というものがないのが、背骨ゆらしのおもしろいところです。

脳は、体全体を司る器官です。それだけに、ゆがみや凝りなどの体のクセは、脳の発想にも影響を与えています。つまり、ネガティブな発想に陥りがちな人や、怒りっぽい人は、そういう脳のクセがついているのです。体のバランスを整えることで、脳もバランスよく使えるようになります。

すると、考え方のクセがなくなり、心のバランスがとれるようになり、日々のストレスも軽減され、仕事での集中力もアップします。

一日の終わり、リラックスできる服装で行ってみて下さい。

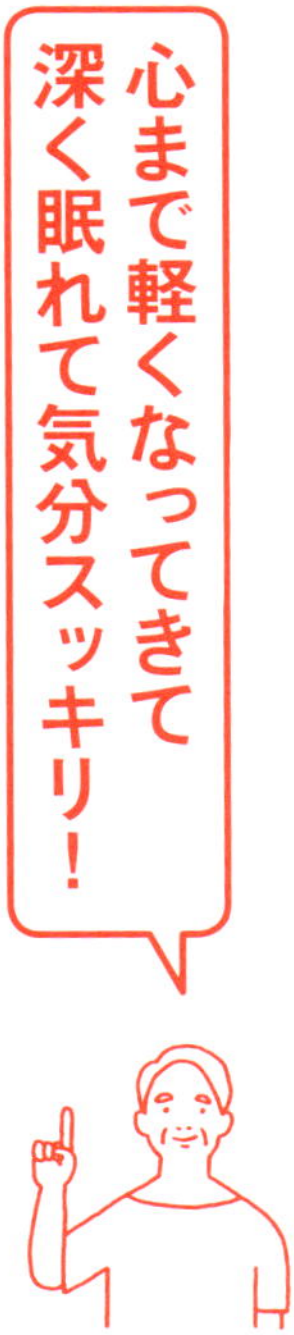
心まで軽くなってきて
深く眠れて気分スッキリ！

超背ヨガ

確かめよ!

揺れてほぐす背骨ゆらし

ゆらゆらと揺れる動きは、緊張しっぱなしの現代人にとって実はとても難しいものです。力を抜いて、揺れながら、自分の体と向き合う時間は、今の自分を超える一歩になります。

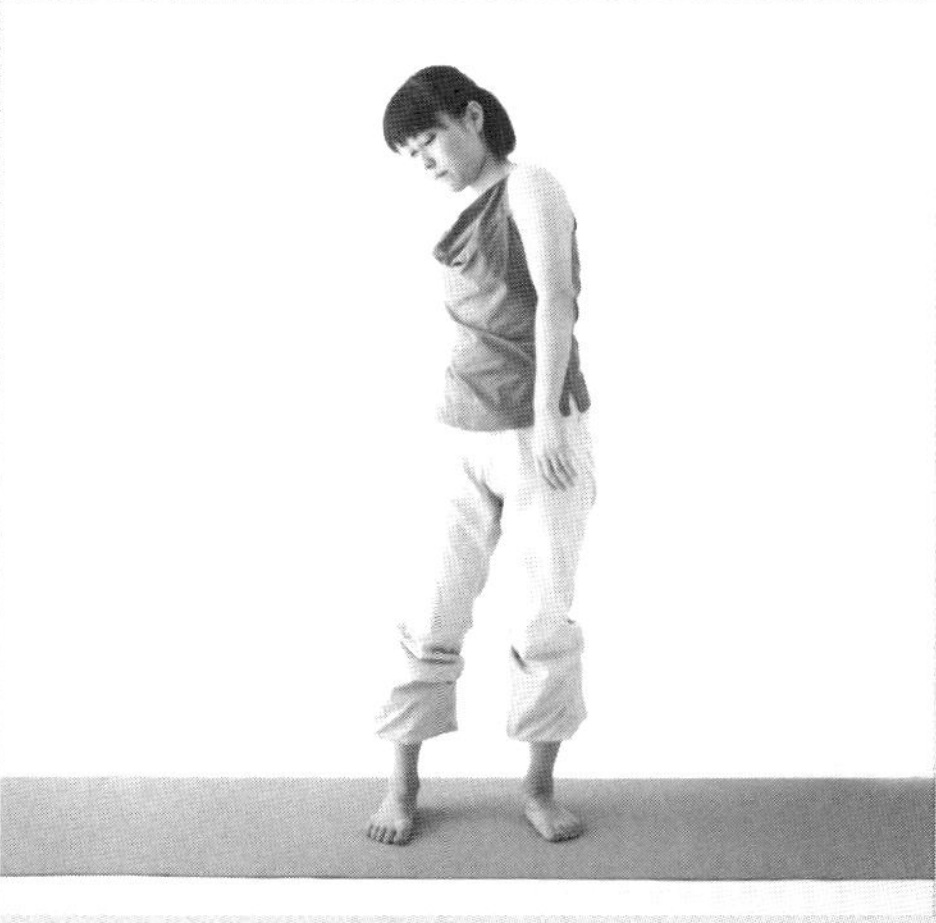

1

立った姿勢で眼を閉じ、体を前後左右斜めにゆらゆらと揺らす。すると、どこか動きにくいと感じるポイントが見つかるはず。そこをほぐすようなイメージで自由に動く。

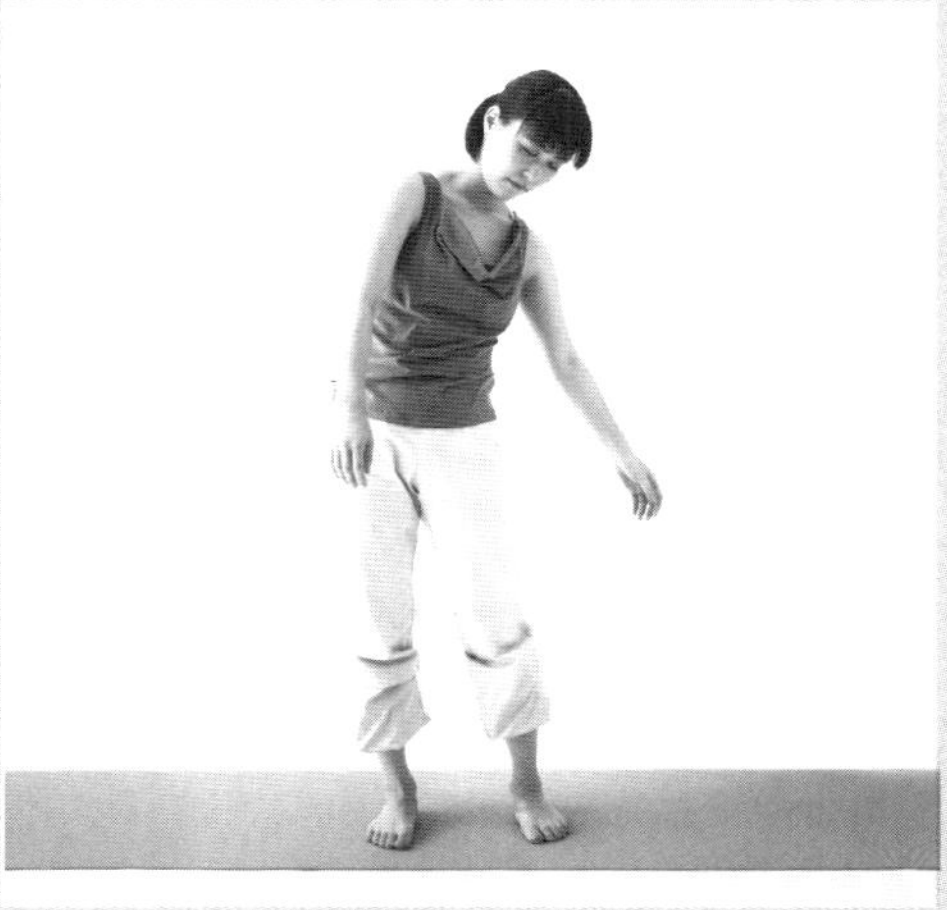

2

硬いところをゆるめ、縮んだところを伸ばす。唯一、気を付けることは「気持ちいいと感じる方向に動くこと」だけです。「こんな変な格好をしてもいいの？」なんて躊躇《ちゅうちょ》をしなくていいのです。そのポーズが気持ちいいなら、それが正解ですから。

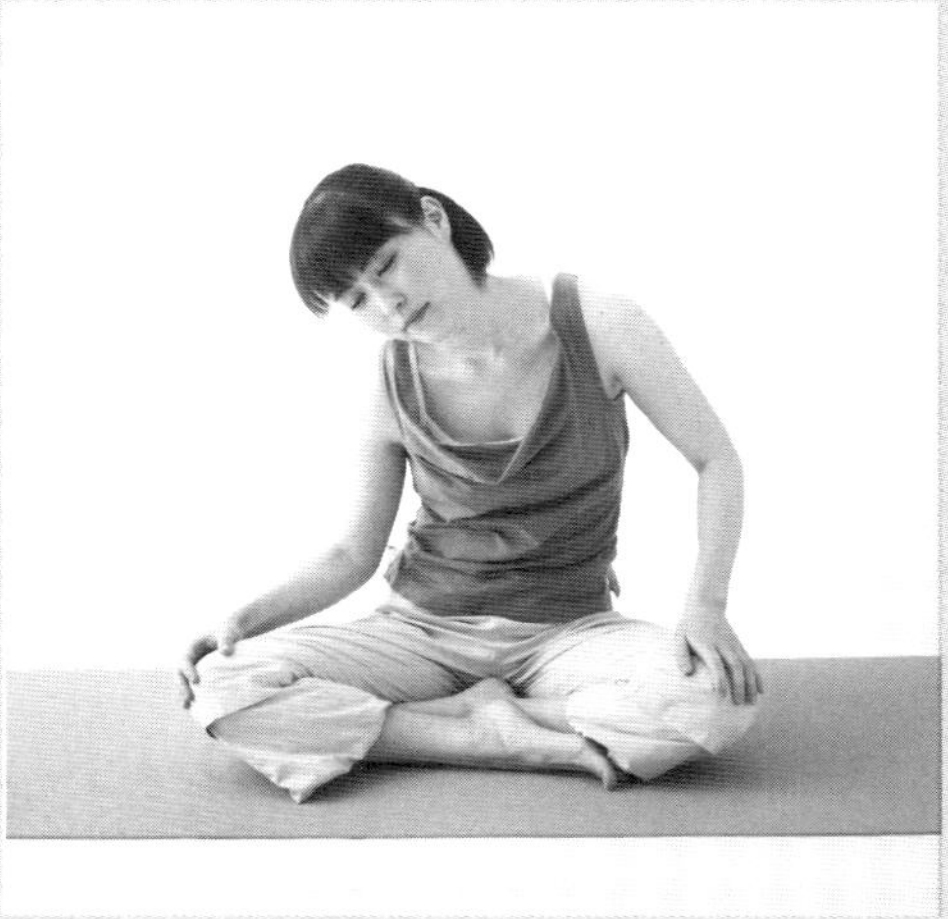

3

座った姿勢で眼を閉じて、前後左右斜めに体を揺らします。立っていた時とはまた違うポイントが気になるかもしれません。そうしたら、同じようにそのポイントをほぐしながら、自由に動いてみましょう。

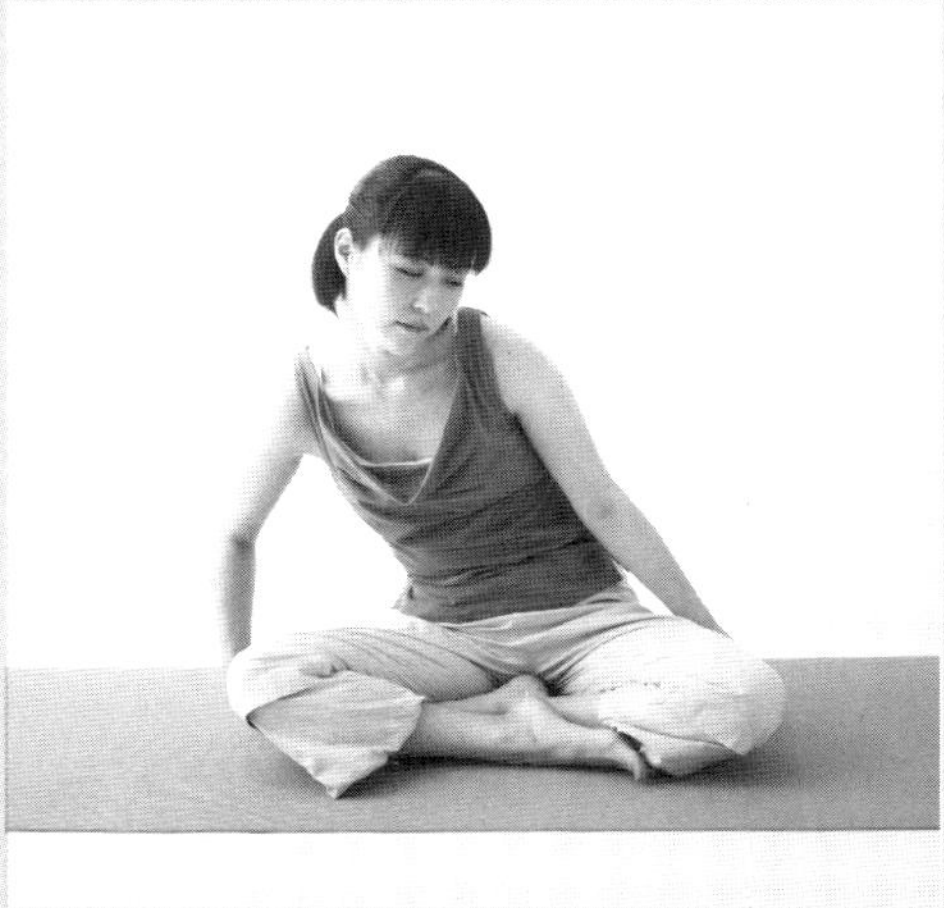

4

ゆらゆらと動いていると、頭の中を空っぽにしていたのに、思いがけない記憶が蘇ってくることがあります。我慢していた怒りや、隠していた恥ずかしさや、さまざまな感情がポンと頭の中に浮かんできます。それは、体の凝りと共に、心の凝りがほぐれてきたということです。

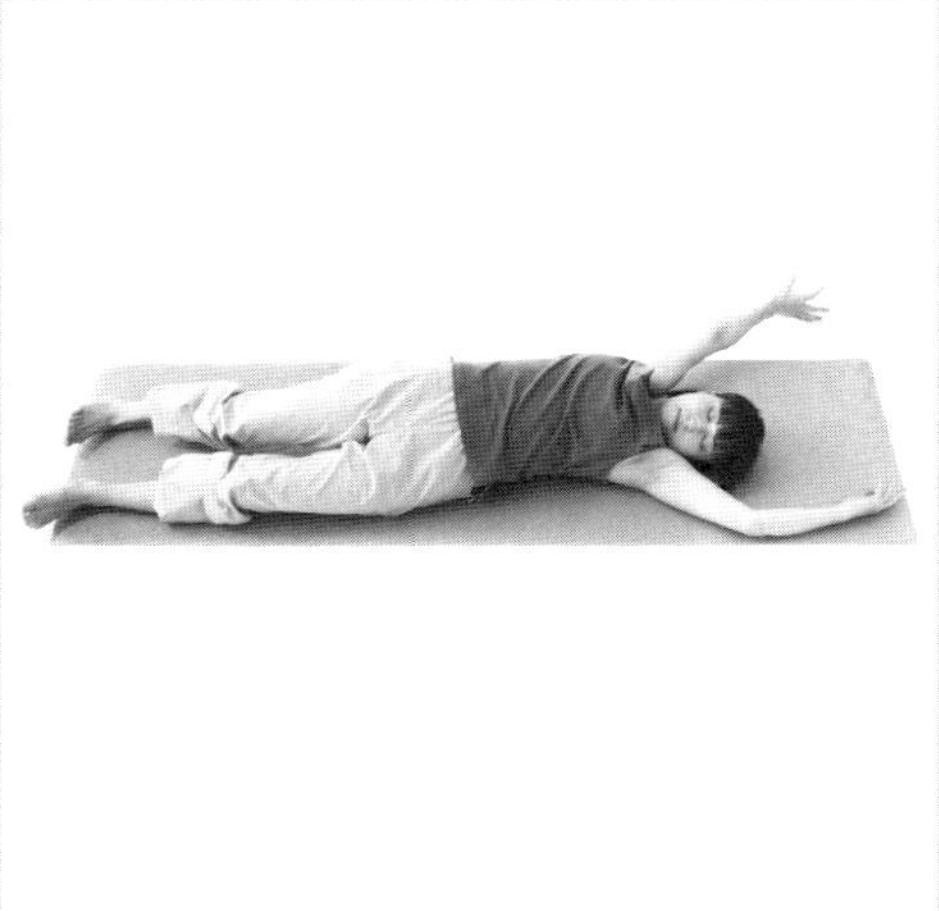

5

最後は、横になってゆっくりと呼吸をする。背骨ゆらしをする前と後での変化を確かめる。呼吸の深さが違うと思います。体と心が静まり、自律神経が整うことで、深いリラックスが訪れます。

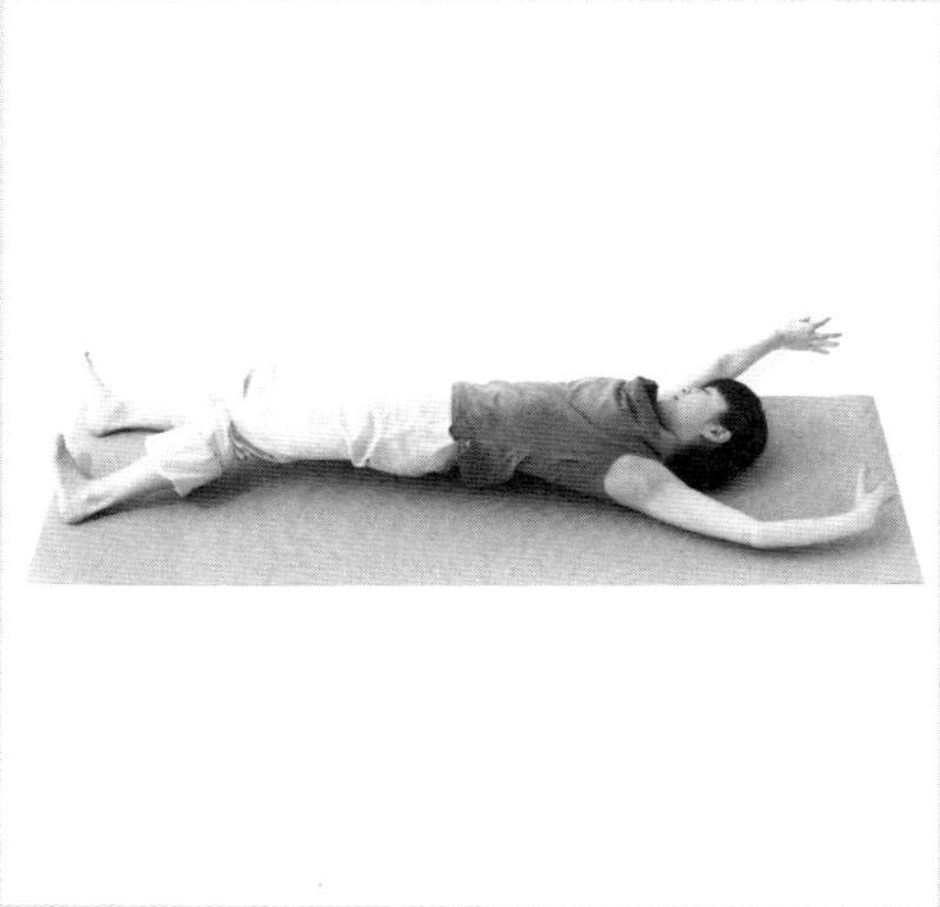

6

心の中を覗いてみても、先ほどまでのイライラした気持ちや、波立つ怒りなどがしんと鎮まっているのではないでしょうか。風のない湖面が鏡のように輝いて、月がきれいに映っている……そんな様子をイメージしながら、自分の呼吸に目を向けましょう。

コラム

ヨガはポーズだけじゃない

ヨガというと、まず最初に思い浮かべるのは、難しく奇妙な形をしたポーズの数々ではないでしょうか。

しかし、ヨガで大切なのはポーズではありません。ヨガでは、心と体、呼吸の三つを合わせて「三密」と呼びます。この三つを一緒に動かすことで初めてヨガになるのです。

つまり、たとえ難しいポーズができたとしても、それを形だけ真似たのではヨガではなく、ただのストレッチです。たとえば腕を上げるだけの動きもヨガになります。肩から指先まで意識を向けて、ゆっくりと息を吐きながら、頭の上まで持っていく。血の流れが指先から肩に流れていくのを感じ、頭の上まで行ったら、息を吸う。ただ腕を上下させるのとは違い、しっかりとイメージすることで、脳への刺激にもつながり、指先にまで血流が行きわたります。

ヨガは元々、精神の鍛練を目的にしています。心と呼吸というものは密接に関わりあっていて、たとえば、緊張している時は息を止めていることもあるでしょう。また、慌てている時や怒っている時は、呼吸が浅くなっています。心が落ち着いている時は、深い呼吸ができているものです。つまり、常に深い呼吸ができれば、自然と心は落ち着いていられるものなのです。

そこで、敢えて呼吸をすることが難しいポーズをとり、その姿勢でも深い呼吸ができるように鍛錬をする。それによって、心をコントロールすることが、ヨガのポーズの真の目的なのです。

ポーズをとることを目的にして、浅い呼吸をしながら我慢していては、ヨガではありません。必ず、心と体、呼吸の三密に意識を向けて実践してみて下さいね。

超骨盤ヨガ

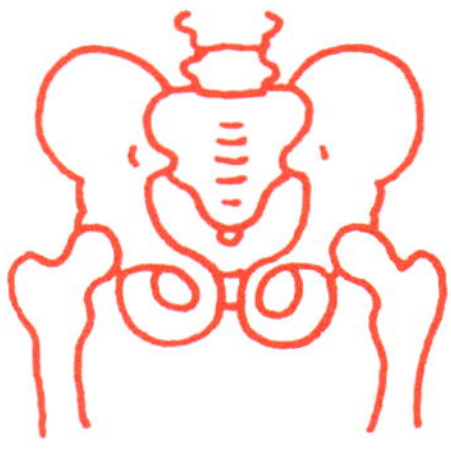

超 骨盤のゆがみをリセットする!

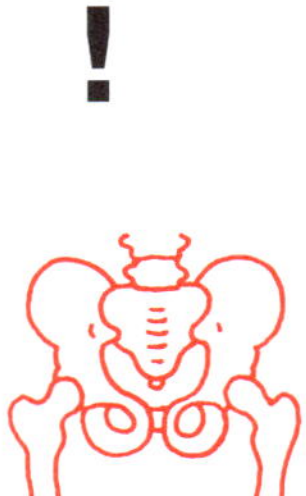

骨盤は、上半身と下半身をつなぐ要《かなめ》です。この骨盤がゆがんでしまうと、上半身も下半身もゆがんでしまいます。

しかし、座りっぱなしの時間が長いことや、運動不足が原因の、骨盤のゆがみに悩んでいる方は多いようです。

骨盤の内部には、腸や膀胱といったさまざまな臓器があります。

「便秘に悩んでいるんです」

という生徒さんも多く、その理由の一つには、骨盤のゆがみから来る骨盤内の血流不足や腸の圧迫が挙げられます。

また、骨盤の内側には、女性にとっては大切な子宮や卵巣といった生殖器もあります。

月経は女性にとって自然現象です。つまり、病気ではないのですから、本来は強い痛みや不快を伴うものであってはなりません。しかし、実際は、つらい月経痛や、周期の不順などさまざまなトラブルに悩む人が多くいらっしゃいます。私の教室に通われる女性の生徒さんの中にも、

「毎月、月経が来るのが苦痛だ」

とおっしゃる方がいました。

骨盤のゆがみによって、骨盤内の血流が滞っていることや子宮の位置異常が、それらのトラブルの原因の一つだと考えられます。また、骨盤がゆがむことで、足腰の血流も滞り、冷えに悩む人も少なくありません。

「夏場でも足が冷たくて、靴下を履いて寝ています」

という生徒さんもいて、実際に足を触ってみると、ひんやりと冷たいのです。

そこで骨盤ヨガです。

まずは左右どちらに骨盤がゆがんでいるのかを確かめ、合蹠《がっせき》（足裏を合わせること）した姿勢で腰を上げたり、内腿を引き締める動きをしたりすることで、**骨盤周辺の筋肉の偏りを解消し、同時に支える筋肉を目覚めさせていきます。すると、骨盤のゆがみが治っていきます。**

生徒さんの中には、

「ヨガを通じて、月経痛が軽くなった」

という人や、便秘が解消した人もいますし、お尻周りがやせたという方もいらっしゃいます。骨盤は、体の要ですから、しっかりケアして下さいね。

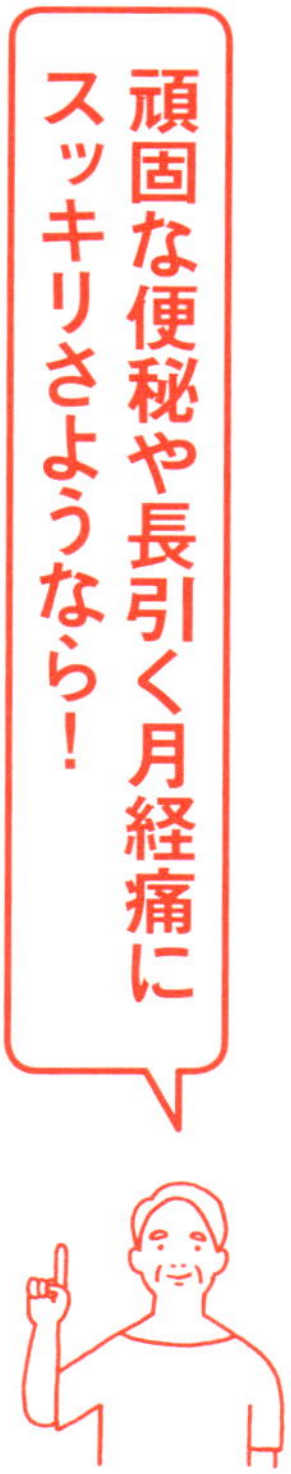
頑固な便秘や長引く月経痛にスッキリさようなら！

超骨盤ヨガ

確かめよ!

毎日の生活の中で知らないうちにゆがんでしまった骨盤。そのゆがみを整えることで、姿勢はもちろん、骨盤内の内臓の不調も超えることができます。

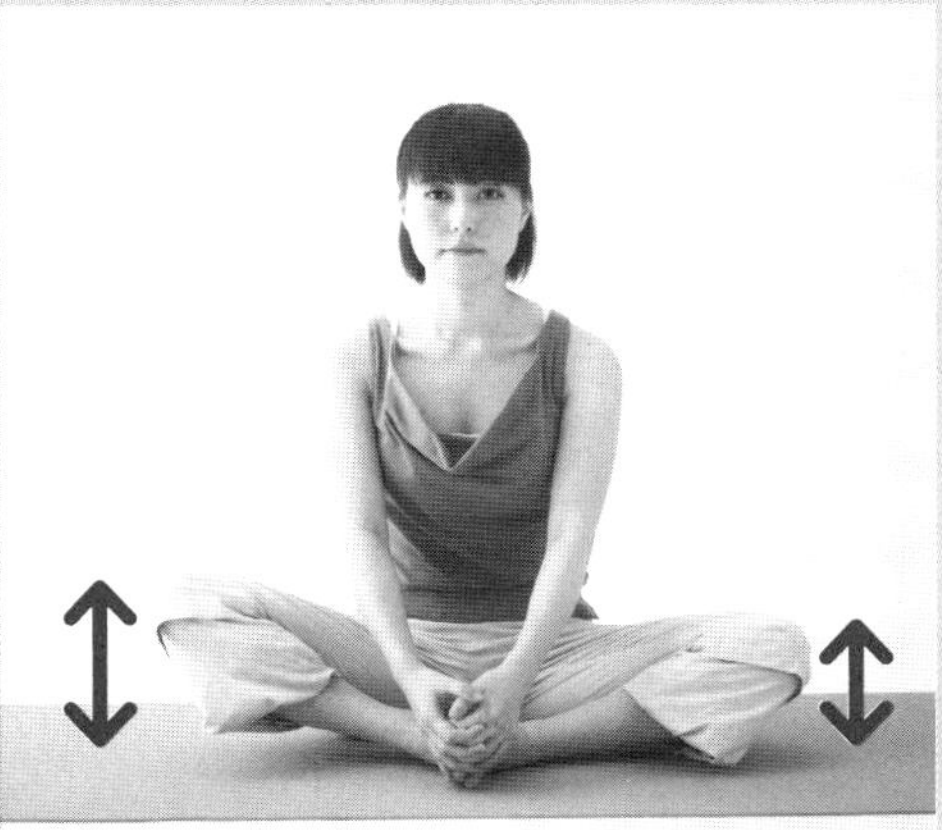

1

両足の裏をぴったりとつけて、合蹠のポーズをする。左右の膝の高さを確かめる。

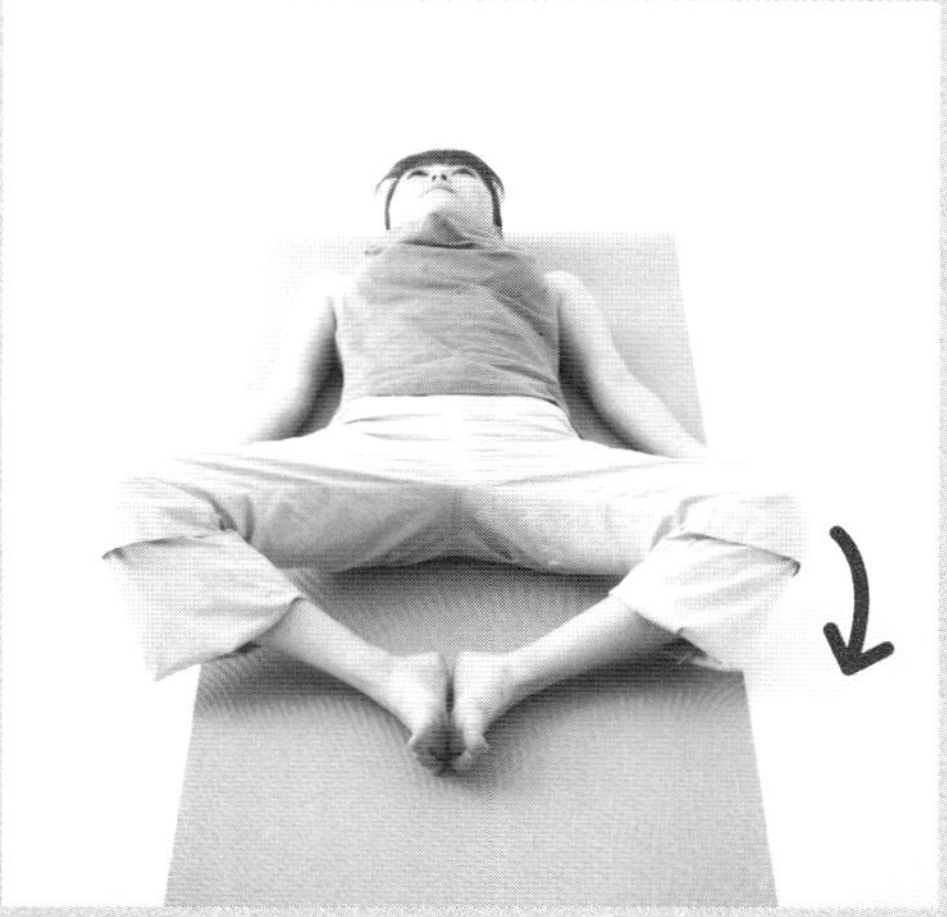

2

あおむけになり、片膝ずつ床につけてみる。どちらがつけやすく、どちらがつけにくいか、確認する。骨盤とその周辺が凝っているのは、つけにくいと感じた方。

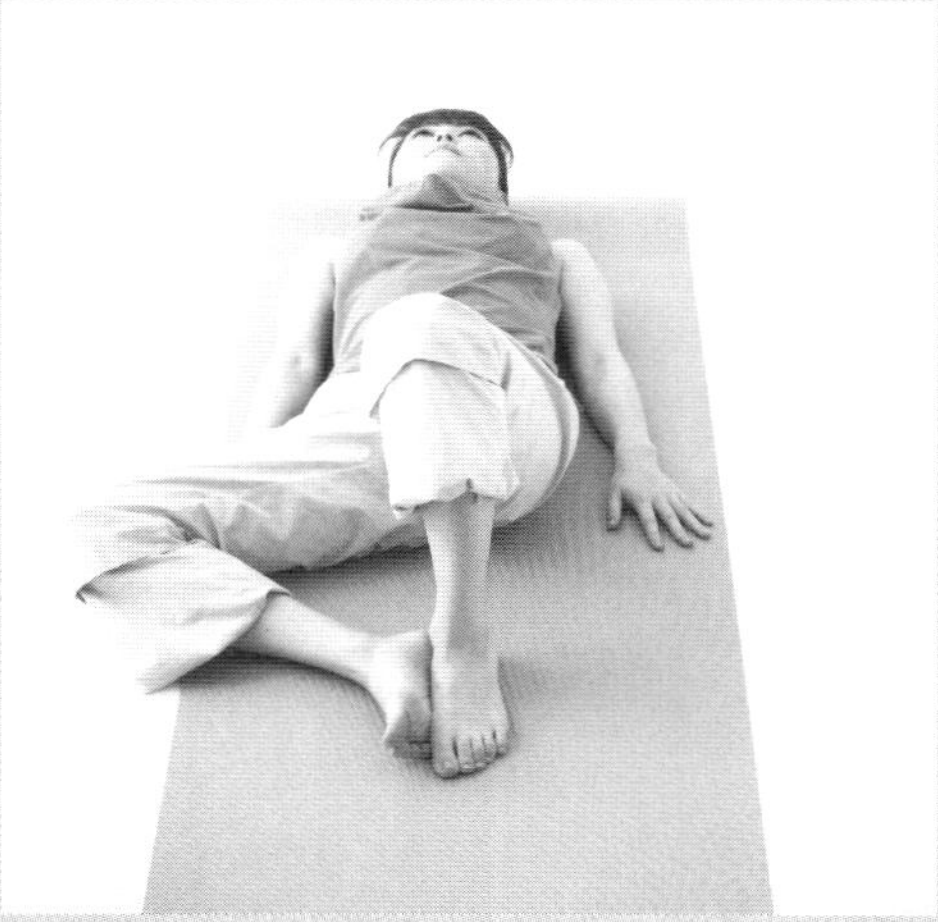

3

つけにくい方を床につけ、つけやすい方の膝を立てる。

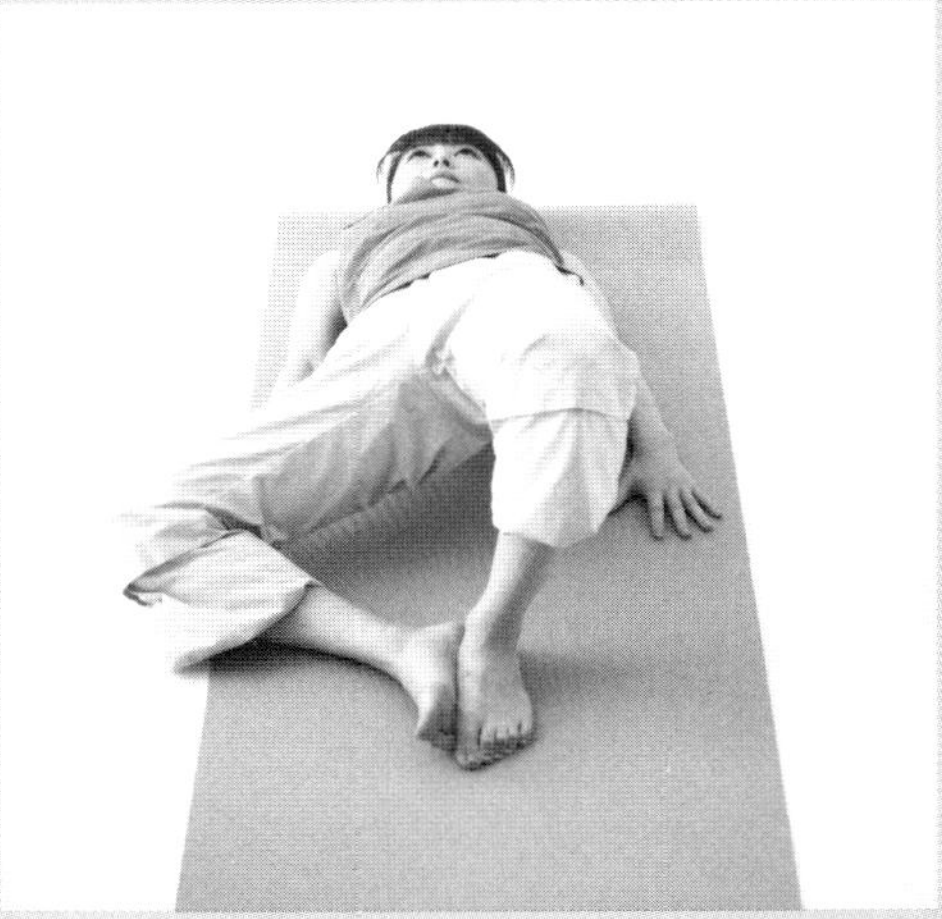

4

そのまま息を吐きながら、
腰を上に五回ほど、押し上げる。吐ききったら意識しなくても自然に息は吸える。

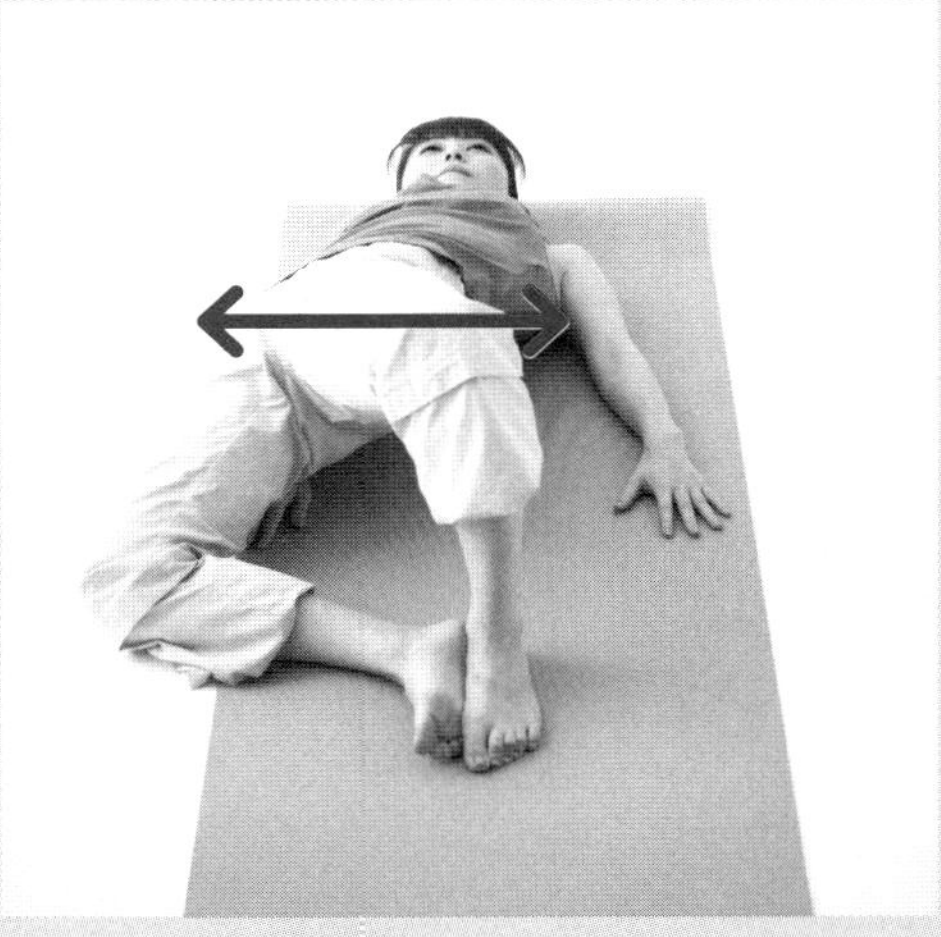

5

息を吐きながら、上半身は、
しっかりと固定したまま、
骨盤だけを左右に揺らす。

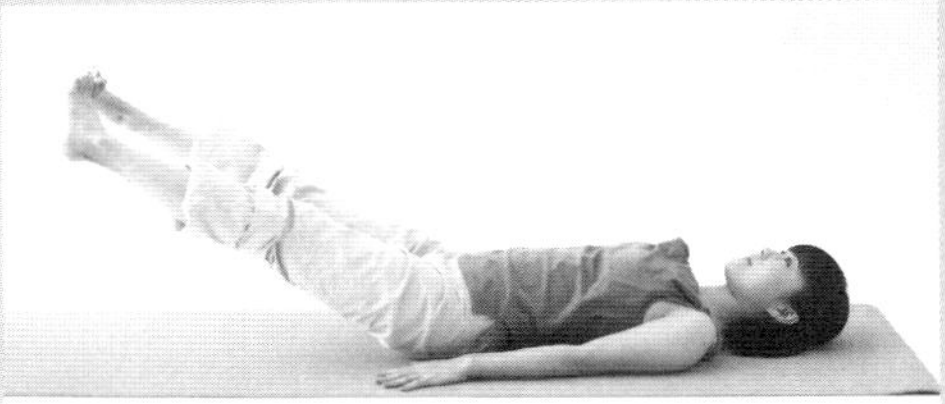

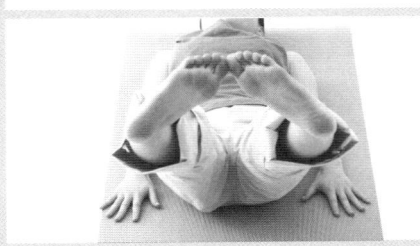

6

あおむけのまま、今度は、つま先を内側に向け、内腿に力を入れる。そのまま息を吐きながら、骨盤を支点にして、両足を上へと持ち上げる。下腹に力を入れて、上下させるのを五回繰り返す。内腿に力が入るようになると、骨盤が締まり、体の安定感が増す。

7

上半身を起こし合蹠の姿勢に戻って、膝を片方ずつ床につけてみると、やりにくいと感じていた方も、楽につくようになる。

コラム

「おそそを締める」ということ

もう一つ、骨盤を整える方法が「肛門を締める」というものです。シンプルなことですが、実際にやってみようと思うとなかなか難しいと感じる人が多いようですね。

私が子どもの頃などは、勝負の時に、

「ケツの穴を締めてかかれ！」

と叱咤激励の声が飛んできたものです。ヨガでは、肛門を締めることは生命力を高めると考えられています。私も気合を入れたい時には、まずグッと肛門を締めています。

また日本舞踊では、品の良い女性師匠が、

「美しく安定した動きのためには、おそそを締めて」

と指南していました。この「おそそ」は「肛門」とその周辺のことです。

肛門を締めると、気が下半身に籠もり、首と肩の力が自然に抜けます。骨盤が締まり、上半身がリラックスすると、肩のラインも美しくなり、女性らしい体つきになることから、舞踊の世界でも教えられてきたのでしょう。

座りっぱなしで運動不足になると、骨盤周辺の力は抜けて、広がってしまいます。骨盤ヨガと共に、ここぞという時には、キュッと肛門を締めることも実践してみて下さい。それだけで、骨盤周辺の筋肉が連動して、骨盤を正しい位置に整えてくれます。

骨盤が整うと、健康と美容の両方に良い変化が現れてきます。

おわりに

全身のさまざまな十の部位について、ポーズを紹介してきました。

こうして部分ごとに説明してきましたが、実際にお読みになって、まさに「全体即部分、部分即全体」、全ての部位は一つにつながっていることが分かると思います。

首の疲れをとるために、下半身に力を入れるとか、背中を伸ばすために、舌を出すとか、思いがけない関連に驚いた方もいるかもしれません。

私の講座は常に、こうした驚きの連続です。

「このポーズがこんなことに効くなんて！」

という言葉を何度も聞いています。そしてまた、私自身もヨガを続けていて、何度も何度もそうした驚きにぶつかっています。体というのは、本当にまだまだ未知のことが多いものです。

私は常々「ヨガとは、体をテキストとして生命を学ぶもの」だと考えています。

実は、一番身近な命であり、自然である自分たちの体について、知らないことがたくさんあるのです。

現代では、忙しい社会生活の中で、体の声を聞くこともなく、不摂生や無理を繰り返し、命を削っている人も少なくありません。

心の声を無視し続けて、体に不調をきたすこともあります。うつに悩む人が多いのも、自分の命と向き合う時間を持たないことが、その大きな原因だと思います。

人間の体は、人それぞれに違います。誰かにとって「○○のサプリが効く」からといって、あなたにも効くとは限りません。スイッチを一つ押したから動くという、機械仕掛けのロボットではないのです。だからこそ、おもしろいし、だからこそ、探究する甲斐があるというものです。

何千年という歴史の中で、培われてきたヨガや東洋医学の知識、そして現代医学の知識、それらはどれも興味深いものです。そしてそれが「自分の体に合っているか」は、自分にしか分かりません。

今回ご紹介したさまざまなポーズを、ぜひ実際にやってみて下さい。そして、

「ここをもうちょっと、こうした方が私には効くようだ」

といった工夫をどんどん探していって下さい。そして、

「プレゼンの前にはこのポーズ」

「旅行の時にはこのポーズ」

といった風に、自分なりにストレスや、緊張を和らげるポーズを決めておくといいでし

ょう。また、

「便秘の時にはこのポーズが効く」

「頭痛の時にはこのポーズがいいみたい」

といったように、応急処置のためのポーズも見つけておくといいでしょう。

思いがけない部位が、あなたの不調の原因になっているかもしれません。

私は、ヨガの指導者ですが、スタジオや教室に通い続けることが、ヨガを続けることだとは思っていません。ヨガはある程度、指導者からの教えを受けることができたら、そこから先は、自分で見つけていくものなのです。そして、ひとたび、自分なりのヨガを見つけることができれば、日常生活の中にいくらでも取り入れることができるのです。

たとえば、毎日の通勤でも、家から駅までの道のりで、息をフッフッと吐きながら、足を踏み出して歩く。これだけでも、心と体と呼吸を合わせた立派なヨガになります。掃除をする時にも、息を深く吐きながら腕を伸ばしてテーブルを拭けば、それもヨガです。

この本を通じて、日常にヨガを取り入れ、あなたの生活がより心豊かになり、健康に過ごせるようになることが、私の一番の望みです。

無理するな、無駄するな、続けよ！

それが超ヨガ。

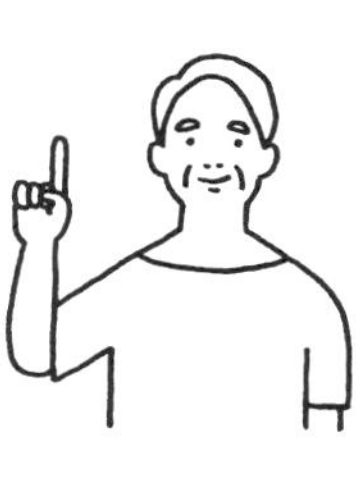

モデル　江橋麻美
写真　田村昌裕（freaks）
ヘア＆メイク　HIROTAKA（LYDIA pro）
スタイリング　UNO
イラスト　加納徳博
デザイン　川名 潤（prigraphics）
編集協力　永井紗耶子

超ヨガ

２０１４年３月20日　第１刷発行

著者　**龍村修**
発行者　見城徹
発行所　株式会社 幻冬舎
〒１５１-００５１　東京都渋谷区千駄ヶ谷４-９-７
電話　０３（５４１１）６２１１（編集）
　　　０３（５４１１）６２２２（営業）
振替００１２０-８-７６７６４３

印刷・製本所　株式会社 光邦

検印廃止

ISBN978-4-344-02554-7　C0095　Printed in Japan
幻冬舎ホームページアドレス http://www.gentosha.co.jp/

この本に関するご意見・ご感想をメールでお寄せいただく場合は、
comment@gentosha.co.jpまで。